北京儿童医院
BEIJING CHILDREN'S HOSPITAL

福棠儿童医学发展研究中心
FUTANG RESEARCH CENTER
OF PEDIATRIC DEVELOPMENT

儿童健康好帮手

儿童耳鼻咽喉头颈外科疾病分册

总主编 倪 鑫 沈 颖

主 编 张亚梅 王智楠

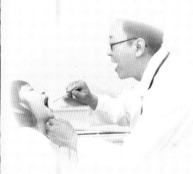

人民卫生出版社

图书在版编目（CIP）数据

儿童健康好帮手.儿童耳鼻咽喉头颈外科疾病分册/
张亚梅，王智楠主编.—北京：人民卫生出版社，2020
ISBN 978-7-117-29301-3

Ⅰ.①儿… Ⅱ.①张… ②王… Ⅲ.①儿童 – 保健 –
问题解答②小儿疾病 – 耳鼻咽喉科病　诊疗 – 问题解答③
小儿疾病 – 头部 – 疾病 – 诊疗 – 问题解答④小儿疾病 – 颈
疾病 – 诊疗 – 问题解答　Ⅳ.①R179-44②R726.9-44

中国版本图书馆 CIP 数据核字（2020）第 077918 号

人卫智网	www.ipmph.com	医学教育、学术、考试、健康，
		购书智慧智能综合服务平台
人卫官网	www.pmph.com	人卫官方资讯发布平台

儿童健康好帮手——儿童耳鼻咽喉头颈外科疾病分册

主　　编：张亚梅　　王智楠
出版发行：人民卫生出版社（中继线 010-59780011）
地　　址：北京市朝阳区潘家园南里 19 号
邮　　编：100021
E - mail：pmph @ pmph.com
购书热线：010-59787592　010-59787584　010-65264830
印　　刷：北京顶佳世纪印刷有限公司
经　　销：新华书店
开　　本：787×1092　1/32　印张：5
字　　数：77 千字
版　　次：2020 年 8 月第 1 版　2020 年 8 月第 1 版第 1 次印刷
标准书号：ISBN 978-7-117-29301-3
定　　价：29.00 元
打击盗版举报电话：010-59787491　E-mail：WQ @ pmph.com
质量问题联系电话：010-59787234　E-mail：zhiliang @ pmph.com

编者

（按姓氏笔画排序）

王桂香	首都医科大学附属北京儿童医院
王淑芬	华中科技大学同济医学院附属武汉儿童医院
王智楠	华中科技大学同济医学院附属武汉儿童医院
王蓬鹏	首都医科大学附属北京儿童医院
李　栋	华中科技大学同济医学院附属武汉儿童医院
李　隽	华中科技大学同济医学院附属武汉儿童医院
张亚梅	首都医科大学附属北京儿童医院
陈　欣	华中科技大学同济医学院附属武汉儿童医院
胡艳玲	华中科技大学同济医学院附属武汉儿童医院
桂　琪	华中科技大学同济医学院附属武汉儿童医院
夏忠芳	华中科技大学同济医学院附属武汉儿童医院
魏幼华	华中科技大学同济医学院附属武汉儿童医院

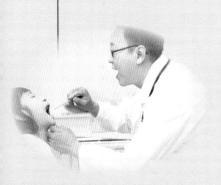

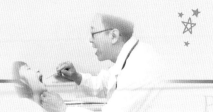

总序

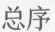

Preface

  2016年5月,国家卫生和计划生育委员会(现称为国家卫生健康委员会)等六部委联合印发《关于加强儿童医疗卫生服务改革与发展的意见》的文件,其中指出:儿童健康事关家庭幸福和民族未来。加强儿童医疗卫生服务改革与发展,是健康中国建设和卫生事业发展的重要内容,对于保障和改善民生、提高全民健康素质具有重要意义。文件中对促进儿童预防保健提出了明确要求,开展健康知识和疾病预防知识宣传,提高家庭儿童保健意识是其中一项重要举措。

  为进一步做好儿童健康知识普及与宣教工作,由国家儿童医学中心依托单位——首都医科大学附属北京儿童医院牵头,联合福棠儿童医学发展研究中心20家医院知名专家,共同编写了"儿童健康好帮手"系列丛书。本套丛书共计22分册,涵盖了儿科22个亚专业中的常见疾病。

本套丛书从儿童常见疾病及家庭常见儿童健康问题入手,以在家庭保健、门诊就医、住院治疗等过程中家长最关切的问题为重点,以图文并茂的形式,从百姓的视角,用通俗易懂的语言进行编写,集科学性、实用性、通俗性于一体。

本套丛书可作为家庭日常学习使用,也可用于家长在儿童患病时了解更多疾病和就医的相关知识。本套丛书既是家庭育儿的好帮手,也是临床医生进行健康宣教的好帮手。希望本套丛书能够在满足儿童健康成长,提升身体素质、和谐医患关系等方面发挥更大的作用!

总主编

2020 年 7 月

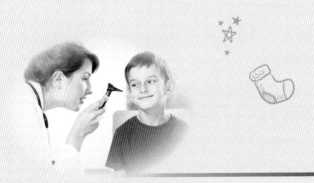

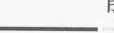

前言

在日常生活中儿童耳鼻咽喉头颈外科疾病常见且多发。随着社会经济的发展和人们对健康状况的重视,家长对于儿童的小鼻子、小耳朵、小口腔里发生的不适和疾病会有很多的疑问,比如:孩子睡觉时怎么经常打呼噜,是睡得香吗?鼻子为什么老是堵?鼻子为什么痒而且还爱打喷嚏?鼻子总是出血,是得了什么血液病吗?耳朵里的耳屎需要经常掏出来吗?孩子耳朵突然疼起来是中耳炎吗?等。希望医生对于这些问题和疾病给予相应的解答与指导。

本书编写团队汇集了本学科内多个具有丰富临床经验的医生和护士,选择儿童耳鼻咽喉头颈外科疾病临床诊疗过程中家长最为关心的、医务人员需要反复沟通解释的常见问题,全书共分为三部分:家庭健康教育指导、门诊健康教育指导、住院患儿健康教育指导。全书图文并茂,注重实用性、科学性,看了以后容易理解,有些可以在家简单操作,是临床医生护理人员工作实践的精心总结。希望这本书能够对儿科医生、保健工作者及基层医务人员有一定的指导作用。也期望她能够成为家长们的良师益友,当遇到一些紧急的耳鼻咽喉疾病时不慌张,沉着应对。让我们一起为儿童的健康成长保驾护航!

在此一并感谢参与本书编写专家们的辛勤付出。不足之处恳请广大读者提出宝贵意见和建议。

张亚梅　王智楠

2020 年 7 月

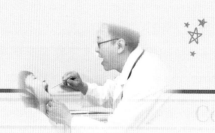

目录

Contents

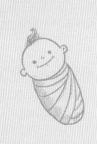
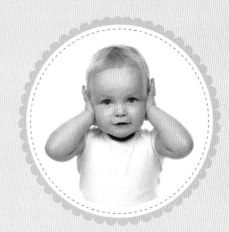

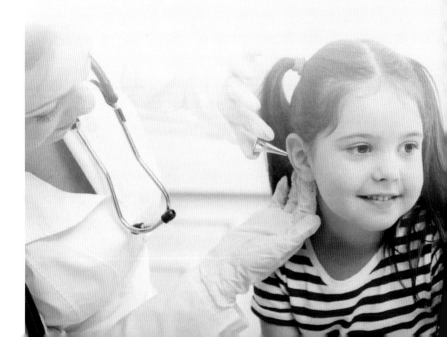

55 **PART 2**
门诊健康教育指导

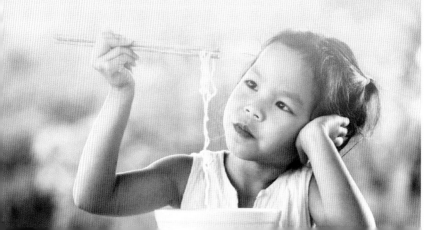

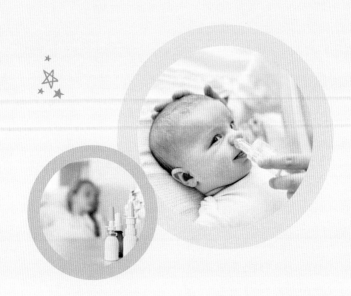

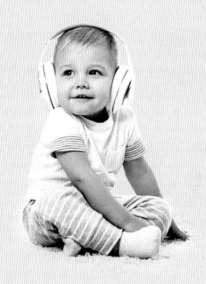

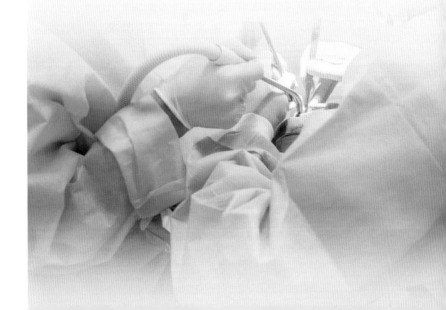

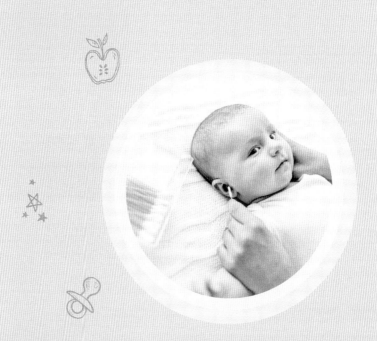

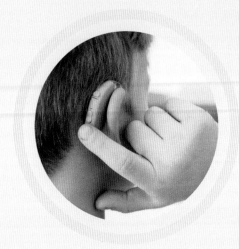

PART 1

家庭健康教育指导

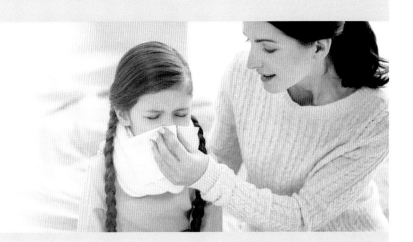

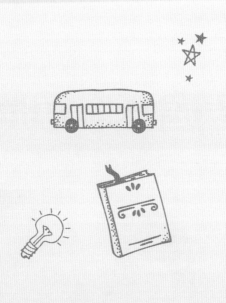

家长需要经常给孩子掏耳朵吗？

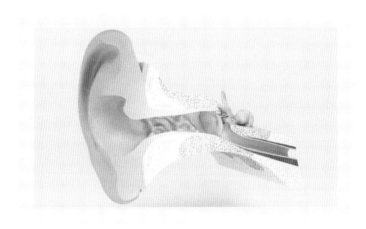

　　"耳屎"又叫耵聍，对鼓膜是有保护作用的，它能防止异物及小虫直接损伤鼓膜。另外，因为耵聍含有油脂，也能保护外耳道的皮肤。在正常情况下，干的耵聍形成的小块耳屎，可随着开口说话、咀嚼以及头部的活动而自行掉到耳外，无需特殊处理。

　　有时候耳道内的耵聍结成比较大且坚硬的团块，会完全堵塞外耳道，我们称之为耵聍栓塞。如果已经有耵聍栓塞，又恰巧耳朵里进了水，导致耵聍的体积胀大，

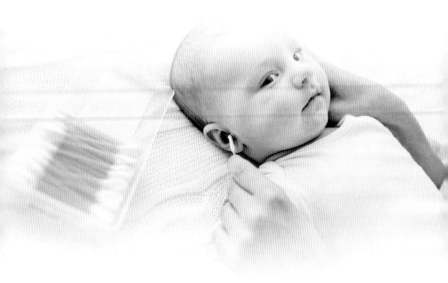

就会影响听力,甚至引起外耳道急性感染。所以,如果耳朵里已经形成了耵聍栓塞,最好还是到医院请医师帮忙处理。如果孩子年龄较大,且配合度好,可以在门诊直接取出。如果耵聍栓塞位置较深,取出困难,或孩子太小不能配合,则可以在耳道内滴专用的碳酸氢钠滴耳液,使耵聍软化,再由医师进行清理。碳酸氢钠滴耳液本身是碱性液体,对外耳道皮肤有轻度刺激,所以不宜滴耳时间过长,但是耵聍栓塞软化又需要一定的时间,故最好的软化时间是 2~3 天。

有的家长总爱在家里给孩子掏耳朵,其实,掏耳朵有很多害处。由于使用的工具不干净,可引起急性外耳道炎,或外耳道疖肿,给孩子带来很大痛苦。掏耳朵时孩子乱动,还可能发生意外,导致外耳道出血或鼓膜穿孔,严重时还可能影响孩子的听力。外伤性的鼓膜穿孔大多可自愈,但是有些儿童在鼓膜穿孔后耳道内进水,或者同时有上呼吸道感染,这时候就很容易合并继发感染,造成耳道流脓、鼓膜迁延不愈合等。

有些孩子会在家里模仿大人的样子自己用棉签或挖耳勺挖耳朵。这时候,如果孩子不小心摔一跤,或是周围的人不小心碰到孩子,就有可能导致外耳道和鼓膜的严重损伤。所以大人一定不能形成经常给孩子挖耳朵的习惯,也不能将棉签、挖耳勺等放到小孩子可以直接拿到的地方。并且要教育小孩,不能随便自己挖耳朵。

如果孩子得了耳部疾病,医师需要检查鼓膜情况,而孩子的耵聍又比较多影响检查时,需要先进行清理。这时候家长一定要做好孩子的思想工作,告诫患儿切勿乱动,年龄小的患儿家长一定要将患儿固定好,以便于医师操作,保证安全。如耳道内的耵聍较少,且不影响观察耳道及鼓膜的情况,则不必特殊处理。

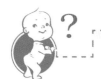

为什么宝宝总是抓耳朵?

宝宝反复地用小手抓耳朵,有时候抓得耳郭皮肤和外耳道皮肤都出血了,此时应怀疑是不是中耳炎。其实,小宝宝抓耳朵有很多原因,最常见的就是外耳道湿疹。

外耳湿疹是指发生在耳郭、外耳道及其周围皮肤的多形性皮疹。婴幼儿多见。本病主要特征为瘙痒,伴有渗出。患儿家长多因孩子烦躁不安,不能入睡就诊。有时也因孩子耳朵流出有异味的分泌物而就诊。

外耳湿疹怎样治疗呢? 首先我们应先对湿疹的病因有一定的了解。儿童湿疹多与过敏反应有关,牛奶及鱼、虾等是可能的过敏原。找到过敏原是治本的方法,但在实际治疗过程中找到明确的过敏原是不容易的。当儿童外耳湿疹病因不明时，首先应注意调整饮食，对哺乳期婴儿鼓励母乳喂养，并在适当的时候断奶，不要随意更改奶制品，减少其对胃肠道的刺激。对大一点的儿童应避免进食容易引起过敏的食物，如鱼、虾、蛋白等。避免搔抓，切忌用热水、肥皂及酒精等清洗，禁用刺激性药物。

局部治疗以"湿以湿治，干以干治"为原则。对比较干燥无渗出者，可用一般的保护皮肤的乳膏涂抹，也可以用 10% 氧化锌膏、少量的可的松软膏等外涂，保护创面，以便结痂脱落愈合；渗出液较多者，可用 3% 硼酸溶液湿敷，待渗出液减少后，再用上述药物治疗。儿童外耳湿疹作为一种常见病，应及时去医院就诊，在医师指导下注意饮食，局部予以适当处理，很容易治好。

另外一个容易引起孩子抓耳朵的原因就是中耳炎。有些孩子在上呼吸道感染期间，由于鼻腔堵塞而引起

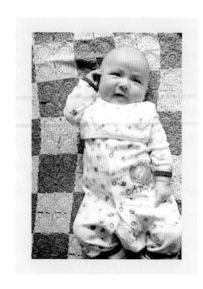

中耳炎。但是小年龄的患儿不会表达，往往就反复地用手去抓耳朵或是反复牵拉自己的耳郭。这时候我们可以用电耳镜检查，了解耳道内及鼓膜情况，如确实存在明显的鼓膜充血、红肿，可对症治疗中耳炎并定期随诊复查。婴幼儿最好不要在平卧或侧卧时吃奶，否则会使乳汁逆流入鼻咽部而引起感染。哺乳时应斜抱婴儿，喂奶后应把小儿放在肩上轻轻拍打背部，使空气排出。吃乳不能太多、太急而致呛咳，以免将乳汁呛入中耳而发炎。

还有些宝宝是因为耳道内进水，大哭或吐奶时泪水和奶水流入耳内，未及时处理干净，引起耳道不适才抓耳的。检查宝宝的耳道可以见到湿性的耵聍，但是清理后耳道内没有炎症表现，鼓膜颜色也是正常的，就无需进一步特殊处理。

也有一些是由于碎屑样的耵聍在头部晃动时它也随之动导致耳朵痒，用湿棉棒擦一下即可。

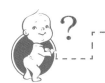

宝宝入园体检时听力检查
没有通过该怎么办?

　　宝宝入园体检的内容主要包括体格检查及评价、谷丙转氨酶＋乙肝两对半、血常规、胸片、心电图、血型等。入园体检同时还要检测宝宝的听力和视力情况。这时候的宝宝年龄较小,不能配合比较复杂的检查,所以入园体检时的听力检查一般为耳声发射(OAE)检查。耳

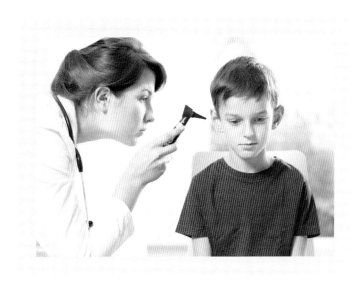

声发射技术是目前国际公认的、无创性的权威检测技术。它可以通过一种客观、简单和快速的方法将可能有听力障碍的宝宝筛查出来，并进一步确诊和追踪观察。

正常耳蜗可以产生一种很轻柔的声音，经过听骨链和鼓膜传导到外耳道，并可以被检测到。如果小儿有蜗性听力损失或中耳有积液就不会产生耳声发射，用耳声发射检测就通不过。影响耳声发射检查结果准确性的因素很多，包括中耳有分泌物、体动较多、鼻堵呼吸不畅、周围环境有噪声等。所以，如果宝宝的新生儿期听力筛查结果是通过的，而且宝宝的生长发育和语言发育情况都是正常的，就不用太紧张，可以带宝宝先到耳鼻喉门诊进行常规检查。

首先要排除外耳道耵聍栓塞的可能。如耳道内确

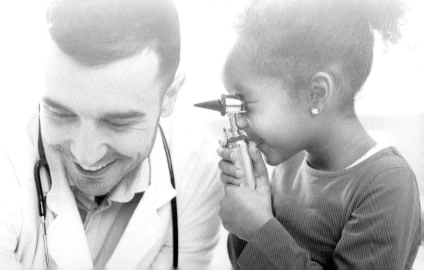

实耵聍较多,就需要进行清理。如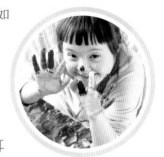
耵聍栓塞取出困难,可使用碳酸
氢钠滴耳液滴耳 2~3 日,待耵聍
软化后清理,再进一步检查耳道
及鼓膜情况。耵聍清理后,如检
查宝宝的鼓膜无明显异常,可在耳
鼻喉科行进一步听力检查,如声阻抗测
试、纯音测听检查等了解具体听力情况。如宝宝不能配
合纯音测听检查,还可以做行为测听检查。如宝宝是小
于两岁的小婴儿,则可进行脑干测听或多频稳态检查,
以了解宝宝的详细听力情况。

　　有时在清理耵聍之后,会发现宝宝的鼓膜有明显的
中耳炎表现,这也可能是体检听力没通过的原因。如确
诊为中耳炎,则需进一步治疗,并在中耳炎治愈后进行
更加详细的听力检查。

　　也有一些宝宝确实存在听力下降的问题,尤其是一
侧的感音神经性耳聋,虽然听力下降水平可能已经达到
重度或极重度,但对侧耳朵的听力是正常的,所以对日
常生活影响不大,粗心的家长可能从未发现。如果是此
种情况,虽不影响宝宝正常入幼儿园学习,但仍需长期
密切随访宝宝正常一侧的听力情况。

为什么我的宝宝耳屎是湿湿的？
需要治疗吗？

　　如果宝宝出生后耳屎就是湿湿的,颜色有些发黄,这多半是先天性的油耳屎,也就是我们说的油性耵聍,这与遗传有关,但是对宝宝不会有不良影响,更不会因此影响宝宝的听力。油性的耳屎有时自己可流出来,仅需家长在宝宝的外耳道口擦干即可,也有些会形成耵聍栓塞,需到医院请专门的耳鼻喉科医师帮忙处理。

　　有些宝宝的耳屎是近期才变成湿湿的,有些甚至还有些臭味,宝宝还总是喜欢用小手挠耳朵,甚至还会把耳郭的皮肤抓破,这种情况一般是耳道湿疹引起的。对于耳道湿疹的治疗,除了可以局部用药,还要注意保持耳道干燥。如果宝宝全身其他部位,尤其是头面部也有较严重的湿疹,则需要同时治疗。

　　有些宝宝的耳朵不小心进了水,比如游泳后或泡温泉后,出现了耳屎湿湿的情况,需要到医院进行清理。耳屎泡了水后体积可以增大,容易刺激耳道皮肤,长时间不清理则可能引起耳道炎症。所以在游泳或泡温泉后,家长需适当用棉签清理耳道。

　　有些家长是在宝宝耳朵进了水很长时间才发现,这时候除了耳屎是湿湿的,宝宝还觉得耳朵奇痒无比。这时候医师在检查耳道的时候就会发现,除了湿性耳屎,外耳道还会长出一些菌丝样的物质。这时候可以取些分泌物或耵聍碎屑,做真菌涂片,检查是否为真菌感染导致的霉菌性外耳道炎。霉菌性外耳道炎治疗起来比较棘手,容易复发,需长期坚持用药和及时复查。

　　还有些少见的情况,比如宝宝的耳屎突然之间变成湿湿的,还伴有明显的耳痛、耳胀满感,这可能是急性中耳炎,导致鼓膜穿孔或渗出物较多,将耳屎泡成湿湿的。这种情况下,不仅需要清除外耳道内的湿耳屎,更是要对中耳炎进行系统的治疗。

　　总之,发现宝宝的耳屎是湿湿的,先不要惊慌,要仔细分析宝宝属于以上的哪种情况。如果自己搞不清,可就近到医院请耳鼻喉科医师帮助检查。

游泳时耳朵进水了怎么办?
会引起中耳炎吗?

夏天天气炎热,很多家长会带宝宝到游泳池游泳。家长们往往担心一个问题,那就是游泳时耳朵进水了怎么办? 会引起中耳炎么?

由于水有一定的张力,进入狭窄的外耳道后形成屏障而把外耳道分成两段,又由于水的重力作用,使水屏障与鼓膜之间产生负压,维持着水屏障两边压力的平衡,使水不易自动流出。有时外耳道内有较大的耵聍栓塞,水进入耳道后将耵聍泡软泡胀而水分不易流出。耳内进水后会出现耳内闭闷,听力下降,头昏,十分不舒服,因此人们往往非常迫切想把水排出来。

那么耳道里进水就一定会得中耳炎么?

如果耳道内进水没有及时排出,耳道环境潮湿,会给细菌繁殖创造有利条件,如果不注意卫生,很可能会引起耳道炎。不恰当的方式挖耳朵,造成耳道皮肤破溃,或是鼓膜有破溃时,就容易引起耳道的感染和中耳炎。另外,游泳时经口或鼻子呛水,也可导致细菌经咽鼓管至中耳,引起中耳炎。感冒时病毒或带有病菌的水到达中耳也会引起中耳炎。

因此,常游泳的人更应注意卫生,游泳时应选择卫生条件好的游泳场所,并做好耳、鼻的保护。游泳前要做好体格检查。外耳道有耵聍时应当取出,否则泡胀后容易引起疼痛发炎。一旦发生耳道进水,并有听力异常改变(耳闷,有水声、耳鸣、听力下降),应引起重视并到正规医院检查。此时若不及时治疗,有可能进一步出现耳痛,甚至发展成耳流脓、全身发热等。已经患有中耳炎的人,如鼓膜有穿孔,脏水进入中耳,可使中耳炎加重。

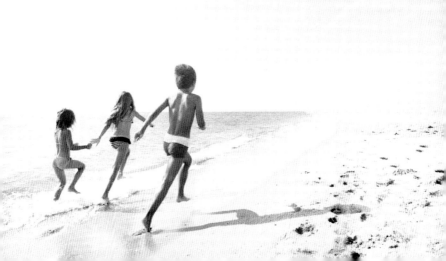

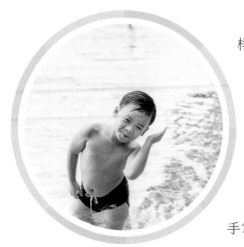

耳朵里进了水,怎样才能排出呢? 最常见的方法是:①单足跳跃法:患耳向下,借助水的重力作用,使水向下从外耳道流出。②活动外耳道法:可连续用手掌压迫耳屏或用手指牵拉耳郭;或反复地做张口动作,活动颞颌关节,均可使外耳道皮肤不断上下左右活动或改变水屏障稳定性和压力的平稳,使水向外从外耳道流出。③外耳道清理法:用干净的细棉签轻轻探入外耳道,一旦接触到水屏障时即可把水吸出。

总之,在耳道内进了水之后,要小心处理,如自己不能将水排出,则应立即到医院,请耳鼻喉科医师帮忙,尤其是在合并耵聍栓塞时,更应在医师帮助下彻底清理耳道,避免耳道内耵聍长时间泡水刺激引起感染。

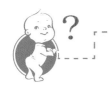

经常使用耳机对孩子的
听力会有影响吗?

　　很多人喜欢戴着耳机听音乐。有的人为了不影响别人工作、学习,也常戴耳机听收音机或看电视。能为别人着想,固然是一件好事,但是有一点必须注意:久戴耳机听收音机、看电视有害听力。

　　耳机的输出音量一般在 85 分贝左右,这样的音量对耳神经有很大的刺激作用,听久了会造成听力减退。戴耳机后,外耳道被紧紧扣住,高音量直接集中到很薄

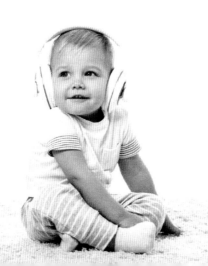

的鼓膜上，会造成神经系统的紧张，听久了会引起大脑皮层的疲劳、过度兴奋。

少数人在不同场所长期佩戴耳机不间断地娱乐，听的时间越长，听觉疲劳越明显，音量放得越大，越易对内耳听觉神经系统造成损伤。

特别是配有各种打击乐的摇滚音乐和夹杂各种枪炮及爆炸声的脉冲声音并不次于工业生产中的噪声，更容易引起听力下降。

研究表明长期戴耳机收听者听阈明显下降，而收听时间越长，听阈下降越明显。

值得推荐的一个原则为"60-60"原则：即人们在使用耳机时，音量不宜过大，建议一般不要超过最大音量的 60%，也可以根据自身的情况，将音量调至更低，只要保证能听清楚即可。另外，连续使用耳机的时间不宜超过 60 分钟。

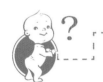

刚出生的宝宝可以坐飞机吗？
坐飞机会引起中耳炎吗？

很多宝宝出生后会一家人出去旅行,还有一部分家庭是在国外生宝宝,然后坐飞机回国,那么刚出生的宝宝坐飞机会不会引起中耳炎呢? 需要注意什么呢?

⚙ **多大的宝宝可以做飞机?** 航空公司一般规定出生 14 天以上、身体健康的婴儿,可以搭乘飞机。出生 7 天内的新生儿,由于刚出生的新生儿肺部尚未完全张开,毛细血管脆弱,身体对气压、重力等因素变化耐受力较弱,因此不宜乘机。

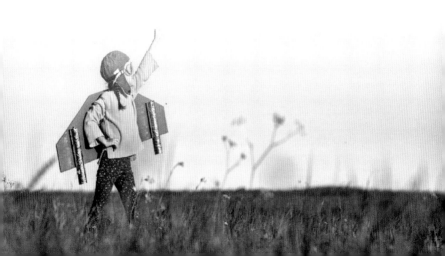

❀ **为什么乘坐飞机会使人患上中耳炎呢？** 乘坐过飞机的人们都知道，飞机在起飞或降落时，会感到两耳发闷、疼痛，鼓膜有憋胀感，听到的声音变小，出现头晕等症状。这是由于飞机从高空急速下降引起鼓室内外压力差值过大，所造成的中耳不适，甚至可发生无菌性炎症，称为航空性中耳炎。负压增加到一定程度，如咽鼓管仍不能及时开放，鼓室内外压力差加大，就会使鼓膜内陷、充血，鼓室内血管扩张，可能导致中耳气压损伤，血清外漏或出血，表现为鼓室积液或积血，甚至鼓膜充血破裂。检查所见轻重不一，可以表现为鼓膜充血内陷、鼓室积液或鼓室积血，严重时还可出现鼓膜穿孔。

❀ **怎样才能避免宝宝在乘坐飞机时患上中耳炎呢？** 首先，在飞机起飞和降落时可给宝宝喂奶或吃点零食，以便宝宝做充分的吞咽动作。其次，哭闹是有利于开启宝宝咽鼓管的，所以不必制止。另外，有鼻炎、鼻窦炎、咽鼓管功能不良的患儿，如果乘坐飞机旅行，更容易发生航空性中耳炎。得了感冒，鼻咽部黏膜充血、水肿、分泌物增加，也可使咽鼓管鼻咽侧壁的开口堵塞，有时即使尽力做吞咽动作，也不易使咽鼓管开放，也亦引起航空性中耳炎。因此，凡患有上述疾病而病情较重的患儿，暂时不要乘坐飞机。

耳郭前面的小副耳会影响孩子的听力吗？需要手术吗？

副耳俗称"拴马桩"，是长在正常耳朵前面的突起的东西，形状多样，有的像个小耳朵，有的呈半月状，还有的只是一个小圆包。有时候一只耳朵前可以长好几个小的副耳。副耳通常生下来就有，是由于胎儿时期发育异常造成的。副耳多数含有软骨组织，有时候会与其他

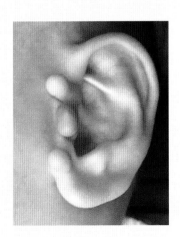

副耳

畸形同时发生。副耳是可以切除的,而且是比较简单的小手术。有的人认为副耳与神经相连,担心切除副耳会影响脑子或其他的不良后果,其实完全不必担心,手术只是切除突出的部分,非常浅显,不会伤及神经、组织,更不会影响孩子的听力。

切除副耳只是出于美观的目的,所以什么时候切除都可以。如果副耳比较明显,对外观影响较大,可以在年龄很小时切除,但需要在全身麻醉下手术。如果对外形影响不显著,可以等患儿年龄大些,能够配合时在局部麻醉下进行手术。

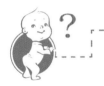

孩子总说耳朵里嗡嗡响，需不需要去医院做检查？

我们将这种耳朵里嗡嗡响的现象叫做耳鸣。耳鸣只是一种主观感觉，是人们在没有任何外界刺激条件下所产生的异常声音感觉，实际上周围环境中并无相应的声音。

引起孩子耳朵里耳鸣的原因很多，主要分为全身性原因和耳源性原因。对于孩子来说，最常见的是外耳道耵聍栓塞、肿

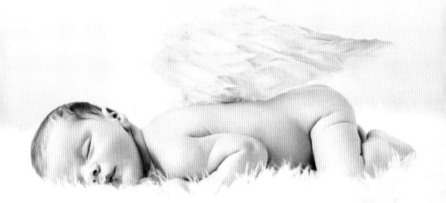

物或异物。这类病引起的耳鸣一般不严重，病因去除后耳鸣多可消失。分泌性中耳炎时，患儿鼓室内积液，有些患儿也主诉为耳朵里嗡嗡响。另外，还有一些比较少见的情况，如耳硬化症、梅尼埃病、突发性聋、噪声性聋等，这类病引起的耳鸣比较严重。

全身性疾病引起的耳鸣，主要有心脑血管病，如高血压、低血压、贫血、血管瘤、动-静脉瘤等。这类病常引起搏动性耳鸣，与脉搏一致。另外颈椎病也可引起耳鸣，但在儿童较少见。

如果耳鸣短暂发作，一般是生理现象，不必过分紧张。如果是持续性耳鸣，尤其是伴有耳聋、眩晕、头痛等其他症状，则要提高警惕，尽早就医。

新生儿发现耳畸形怎么办?

耳畸形是一种先天性耳郭发育异常,发病率为0.01%~0.014%,位于新生儿出生缺陷的第三位。发病原因多为在胎儿期的耳郭发育阶段,胎儿受到基因或环境因素的影响。

宝宝出生后,父母发现孩子耳畸形不要慌张,也不要有心理负担,因为耳畸形并不意味着孩子听不到。首先要看看是单侧还是双侧发病,再看看耳畸形的程度。如果耳畸形只是耳朵外观的异常而有正常的耳道,那么进行正常程序的听力筛查就可以了,耳郭外形的问题可以咨询整形科专科医师如何处理。如果发现耳道闭锁或狭窄应带孩子到耳专科就诊。出现单侧耳畸形时,建议带孩子到医院对正常侧耳朵进行

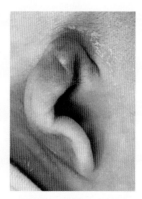

耳畸形

听力检查,如果听力正常,是不会影响孩子说话的,待孩子10岁左右再行畸形耳的治疗。如果是双侧耳畸形,则需要进行双耳听力的评估。如果仅仅因为耳道闭锁导致声音传导障碍,3月龄后就可以通过佩戴骨导助听器来提高孩子的听力了。

耳畸形是先天发育异常,畸形的程度和类型有很大的个体差异,而是不同畸形的治疗方案是不同的,因此最好在专科医师的指导下进行相关检查和治疗。另外先天缺陷容易出现伴发现象,比如部分耳畸形的孩子会伴有颌面发育畸形、面神经麻痹和多指畸形,家长应该仔细观察,避免遗漏。

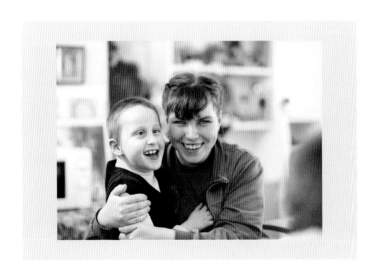

孩子两岁不会说话
可能有哪些原因？

　　小孩的语言发育有一定的规律,一般来说,孩子在6~7个月时,会无意识地叫"爸爸""妈妈";1岁时开始出现第一批可以被理解的语言,如"灯灯""糖糖"等简单的词;到了2岁就可以说出约300~400个词和一些简单的短语,如"吃饭""上班"等。当然,每个孩子的语言发育有其个体差异,有的早,有的晚,但如果孩子到了2岁还不会说话,或没有任何交流性的语言,就一定要带他到医院就诊了。

　　首先需要排除的原因就是听力障碍。一般来说,先天性的听力丧失较容易被父母留意到,不过仍有不少家长是直到孩子两三岁甚至五六岁以后,发现孩子不会说话或说话吐字不清,才想到带孩子去医院检查,但那时已过了最佳治疗期,即便是佩戴了助听器,学习语言的效果也不理想。目前大多数地区都有新生儿的听力筛查,如未通过,一定要在3个月时做出诊断性检查,及早发现儿童的听力障碍。

其次需要排除的原因就是孩子的智力问题。智力低下的原因多种多样,有些是先天性因素,如遗传代谢疾病、先天畸形、出生前孕母病毒感染等;也有些后天环境因素,如出生时窒息、缺血缺氧性脑病、脑外伤、脑部肿瘤等;教育因素也是引起智力低下的重要原因。严重智力低下的患儿因常常伴有其他方面的异常,比如面容体态异常,像先天愚型患儿就有眼距过宽、双眼斜吊、塌鼻梁、张嘴、伸舌、流口水等表现,因此能较早引起家长注意。但一些轻度智力低下的孩子可能症状较隐蔽,仅仅表现为不活泼、少动、反应淡漠、喂养困难等,容易被忽略。对家长来说,如果发现孩子到了 2 岁仍不能有目的地发音,或者只是无目的地乱叫,就要及时带孩子去医院就诊。

另外一个比较常见的原因就是自闭症。自闭症也叫孤独症,是一种神经系统发育障碍疾病。自闭症的孩子在早期行为方面往往会表现出明显异常,比如喜欢一人独自玩耍,缺乏与他人甚至父母之间的目光对视,不怕陌生人,对父母缺乏依恋等。但父母最早注意到的往往是孩子语言方面的问题,即不说话。父母非常清楚地知道孩子的听力正常,但孩子就是不开口说话,对父母的指令"听而不闻"。另外一些自闭症的患儿虽然可以讲话,但往往是一些重复语言、鹦鹉学舌的语言、自言自语,或者根本就无人能懂的"外星人语言",极少具有交流性质的主动语言。比如他可以大段大段地背唐诗,却不会说"妈妈我要喝水"这类简单的话语。有人形象地形容自闭症的患儿在语言发育方面的特点:要么不说,要么乱说。

临床上还有一类说话延迟的孩子不属于病态,也不需要特殊干预,叫做"特发性语言发育延迟"。这种孩子在智力、听力、行为等方面都是正常的,但就是说话很晚,可能到了两岁半或三岁还什么都不会说,或者只能说很简单的字,可是一旦他会说话,就好像忽然间什么都会说了。这些孩子之前虽然不会说话,但外貌、行为看起来跟正常孩子没有差别,智力、理解能力也是正常的,父母能明显感觉到他可以听懂大人的话,比如他会用点头或摇头等身体语言作出反应。对于这些孩子,家长不用太着急,平时注意多与孩子慢慢说话、讲故事等,一段时间后,孩子自然就会说话了。

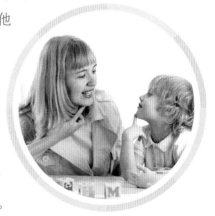

新生儿听力筛查未通过
应该何时复查?

小宝宝健康又漂亮,可出生三天时发现听力筛查未通过,全家人都很着急,这是怎么回事,又该怎么办呢?

现在,我国的新生儿听力筛查工作已逐步普遍开展,此项工作可以对有听力障碍的新生儿早期发现、早期诊断、早期干预,避免发现过晚影响语言发育,让听力障碍患儿做到"聋而不哑"。

听力筛查一般在新生儿出生后3~5天进行,如果听力筛查通过,表明宝宝听觉功能基本正常。但在儿童发育过程中,听力会受多种

因素影响,如疾病、噪音
等,所以,听力筛查
通过后,平时也
要多注意观察
宝宝对声音的
反应情况与言
语发育情况,
发现异常及时
就诊,若反应正常

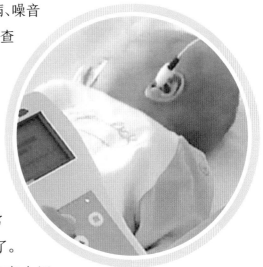

定期复查就可以了。

　　如果听力筛查未通
过,则有可能存在听力异常,异常的程度可能轻微也可
能严重,就需要复查,我们称为"复筛",复筛一般在满
月后至42天左右进行。因为出生后有部分宝宝的中
耳腔的羊水吸收比较慢,或听觉系统发育较迟滞,初次
筛查时有可能出现假阳性结果,所以有一部分婴儿复筛
时可能通过,复筛通过后平时也需要进一步观察,定期
复查听力;若复筛仍未通过,则需在宝宝3月龄内做听
力学诊断,明确筛查未通过的原因、听力损失的程度,排
除或确诊听觉系统疾病,以便于早期诊断、早期治疗或
干预。

孩子鼻子里有臭味，
一侧鼻孔流鼻涕是什么原因？

如果孩子长时间流鼻涕，而且总是一侧鼻子里流鼻涕，还伴有明显的臭味，大多数情况是鼻腔里面进了异物。有时是因为小孩在玩耍时将小玩具、花生、豆子等塞入鼻腔，有时是因为孩子呕吐或进食时打喷嚏，将食物从鼻咽部呛入鼻腔，另外有些小孩鼻出血时，将卫生纸卷成小团塞入鼻腔忘记取出而存留鼻腔。

发现鼻腔异物后，最好及时将患儿送到医院治疗。根据病史和鼻腔检查所见，医师多能正确判断异物的性质，并依其性质选择取出异物的器械和方法。如果是圆形或形状规则的异物，用弯钩或曲别针，自前鼻孔伸入，经异物上方达异物后面，然后向前钩出。对小儿患者须将全身固定，以防挣扎乱动，必要时可用全身麻醉。为避免异物吸入喉和气管内，宜取平卧头低位。

对于停留时间短的较小异物，可以用示指堵住健侧鼻孔，嘱患儿用力向外擤鼻，有时异物会被呼出的气流冲出来。对于不会擤鼻涕的 2~3 岁幼儿不能使用这种方法,可让孩子闻些刺激性的气味,促使患儿打喷嚏,或许能将纸团或棉花团等异物喷出。

　　有些儿童害怕家长训斥,隐瞒病史,日久被遗忘,待到出现单侧性鼻堵塞、鼻涕带血,甚至出现臭味时方被发现,遇此情况时,应想到鼻腔异物的可能。由于异物长期刺激,患侧鼻前庭皮肤常有红肿,鼻腔内有较多的脓性分泌物,黏膜肿胀,使异物包埋在黏膜与分泌物中,界限不清。应首先抽吸鼻腔分泌物,继之用1%麻黄碱溶液喷鼻,待看清异物后再用上述办法取之。遇到较大异物,位置又比较深,不容易从鼻孔取出时,则应让患儿仰卧、头下垂,将异物从前向后推入鼻咽部,然后经口腔取出,这样就能防止异物滑入气管或食管。

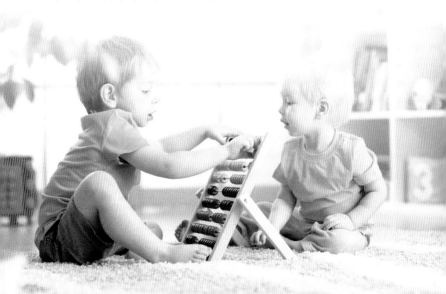

新生儿鼻腔内的干痂如何清理?

初为人母的妈妈们常会遇到新生小宝宝鼻子堵、流鼻涕,但由于新生儿鼻腔小,鼻涕常常难以充分排出,鼻腔存留的鼻涕水分减少后形成鼻痂,一段时间后,存留物会堵住鼻孔,导致孩子呼吸困难,没有这方面经验的家长遇到这种情况非常着急,常常抱着孩子来就诊。

新生儿的小鼻子内隐藏着无数的毛细血管,再加上小宝宝皮肤和黏膜非常脆弱,操作稍有不慎,就会弄伤流血。所以,如何给小宝宝清理鼻腔就成为父母们的一个头疼的难题了。

目前清理新生儿鼻腔常用的有以下几种方法:

🌑 **使用吸鼻器**:适用情况是如果鼻腔内存留的分泌物不黏稠,父母们可以尝试使用吸鼻器。首先将宝宝放在平坦的地方,将吸鼻器压扁排空空气,轻轻放入鼻孔,慢慢松开吸鼻器,利用负压的原理鼻涕会从鼻腔较深处被吸出来,然后将吸鼻器移出鼻腔,用力再次压扁将吸鼻器的鼻涕和溶液喷在卫生纸上,重复以上动作,直到存留在鼻腔的鼻涕不影响孩子的呼吸就可以了。

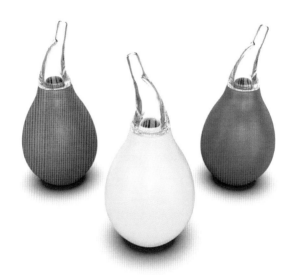

🌼 **使用专用的棉签清理**:这种适用于鼻腔分泌物较干的情况。如果要用棉签棒给宝宝清理鼻腔污垢,最好去医院或婴幼儿用品店购买特制的宝宝棉签棒。特制的棉签棒棉签头比较小,适合宝宝幼小的鼻孔,同时它的棉质比较柔软,卫生标准相对比较高,更加适合给宝宝使用。在清理前最好在宝宝鼻腔里面滴一小滴母乳或者温水,过一会儿鼻腔污垢软化后,清理更方便。

　　另外有些家长会用小镊子去夹鼻腔内的干痂,但是小镊子大多数为金属材质,如果操作不小心可能会损伤宝宝娇嫩的鼻黏膜,造成出血,因此不是推荐的清理方法。

孩子哭的时候为什么鼻子会不通气？眼泪会进到鼻子里吗？

有的家长经常会问，为什么宝宝哭的时候鼻子会堵？是不是有鼻炎呢？哭的时候会有很多鼻涕，是不是眼泪跑到鼻子里呢？

其实，鼻子和眼睛是通过一个叫做鼻泪管的结构连在一起的。鼻泪管自内眼角一直会向下通到下鼻道里，所以，在孩子哭泣的时候，眼睛产生的眼泪就会通过鼻泪管进入鼻腔里，刺激鼻腔黏膜，引发局部血管扩张，黏膜水肿，使得鼻腔空间变小，最终导致鼻子通气不畅。所以，在哭泣的时候鼻子堵、流鼻涕都是正常的现象，不用特殊处理。如果哭过之后宝宝的鼻子堵得很厉害，影响呼吸，局部冷敷鼻部可以帮助减轻鼻堵症状。

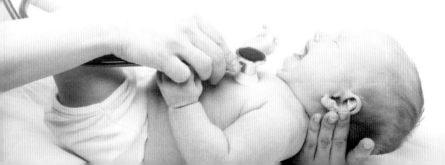

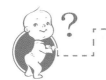

孩子的扁桃体很大会不会影响吃东西？

扁桃体是每个人自出生时起就存在于咽部的一对形似扁桃样的淋巴组织。它是人体免疫体系中淋巴组织的一部分，免疫学研究证实，扁桃体长在口咽部的两侧，能产生吞噬细胞，具有防御和抵抗外界病菌侵入机体的免疫功能。

儿童扁桃体的大小因人而异。有些家长看到自己宝宝的扁桃体很大，就会担心：会不会堵住嗓子影响吃东西呢？更有一些家长，因为孩子不好好吃饭，而要求切除扁桃体。其实，扁桃体肥大，对孩子的吞咽功能一般不会有太明显的影响，反而是对呼吸的影响更显著一些。特别是当两个肥大的扁桃体碰在一起，会使咽腔变狭窄，呼吸受阻，睡眠时出现打呼噜、憋气严重时甚至被憋醒。若长期慢性缺氧和休息不好，就会影响儿童的正常发育。

有的儿童扁桃体经常发炎。这种炎症分为急性和慢性两种，急性扁桃体炎发病急，引起的原因多为身体抵抗力弱、受凉或细菌感染等,主要症状有恶寒发热、全身不适、咽痛、扁桃体红肿、吞咽困难等,有时还伴有呕吐或腹泻,一周左右治疗可以痊愈。慢性扁桃体炎的症状一般较轻,孩子常感到咽部不适,有轻度梗阻感,有时影响吞咽和呼吸。急性扁桃体炎反复发作,还可诱发一些链球菌感染的全身性疾病,如肾炎、心肌炎、风湿性关节炎、风湿性心脏病等,对人体的危害更大。以后每次扁桃体急性发作时,这些合并症都会出现不同程度的反复和加重,医学上称为病灶性扁桃体。显然,这种扁桃体保留下来有害无益,因此可考虑在合并症好转或稳定后,选择适当时机切除。

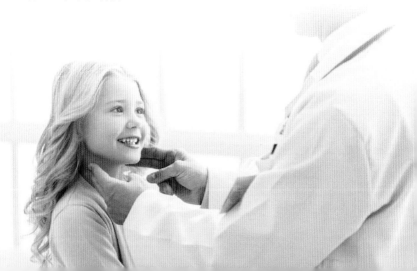

所以总结一下,只有以下情况才需要切除扁桃体:

🌼 急性扁桃体炎每年发作 4 次以上。

🌼 慢性扁桃体炎经常和全身性疾病如肾炎、心肌炎、风湿热等相伴发作者。

🌼 慢性扁桃体炎累及邻近器官如反复发生中耳炎、颈淋巴结炎者。

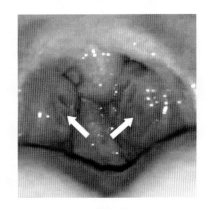

扁桃体炎

🌼 患儿经常发生感冒、咽喉痛、扁桃体隐窝内脓点多者。

🌼 扁桃体极度肿大,已引起呼吸、吞咽、语言等功能障碍,特别是伴有呼吸道阻塞,表现为睡眠打鼾或被憋醒者。

🌼 有过扁桃体周围脓肿病史者。

需要注意的是,对 5 岁以下的儿童,扁桃体的免疫功能尚处于最活跃时期,还具有防御疾病的重要功能,如果不是病灶性扁桃体或没有出现局部性的功能障碍,最好不要轻易地切除扁桃体。

孩子说话有鼻音是怎么回事？

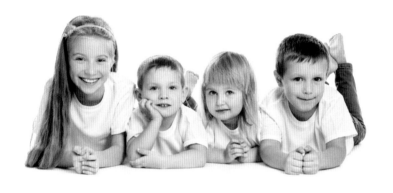

鼻音分为闭塞性鼻音和开放性鼻音两种,闭塞性鼻音是指当小儿患有急、慢性鼻炎、过敏性鼻炎或鼻腔有异物阻塞时,说话时声响不能进入鼻腔,缺少共鸣作用,便会发出沉闷、不动听的声响,如在闷罐中讲话,称为闭塞性鼻音。开放性鼻音是指若小儿患有先天性腭裂、咽腭闭合不全,这会造成鼻腔底壁残缺或软腭运动障碍,发音时软腭不能很好地封闭鼻咽部而有漏气,也不能产生正常的鼻腔共鸣,便构成开放

性鼻音,表现为口齿不清、发音难辨等。对于学龄前和学龄期儿童,引起孩子有鼻音的主要原因是鼻炎和腺样体肥大,尤其腺样体肥大是最为常见的原因。

腺样体也叫咽扁桃体或增殖体,位于鼻咽部顶部与咽后壁处,属于淋巴组织,表面呈桔瓣样。腺样体和扁桃体一样,出生后随着年龄的增长而逐渐长大,2~6 岁时为增殖旺盛的时期,10 岁以后逐渐萎缩。腺样体肥大系腺样体因反复的炎症刺激而发生病理性增生,进而引起鼻堵、张口呼吸的症状,尤以夜间平卧时最重,表现为睡眠打鼾、睡眠不安,患儿常不时翻身,严重时可出现憋气等。腺样体肥大的儿童,因鼻腔堵塞明显,常常会出现说话有鼻音的现象。因此,如果儿童说话时发现有明显鼻音,最好到医院进行详细检查,以免延误病情。

新生儿嗓子里有呼噜声
是什么原因？

很多小婴儿出生时呼吸尚正常，但是出生后 1~2 个月逐渐出现嗓子"呼噜呼噜"的现象，我们称之为喉鸣。这样的现象在宝宝中很常见，多为持续性或间歇性加重。喉鸣有时仅发生在吸气期，可伴有吸气性呼吸困难；亦有平时喉鸣不明显，稍受刺激后立即发生者。有的与体位有关，仰卧时加重，俯卧或侧卧时减轻。多数患儿的全身情况尚好，哭声无嘶哑。

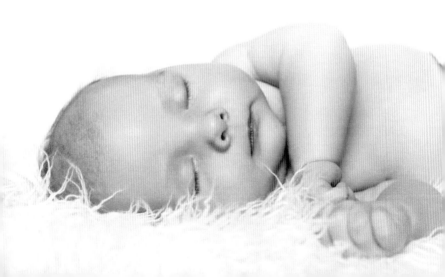

引起喉鸣的原因最常见的是喉软骨软化。可以在耳鼻咽喉科门诊通过纤维喉镜检查来确诊。检查中可以见到会厌软骨向

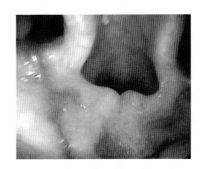

喉软骨软化

内卷曲接触,或会厌软骨过度柔软,两侧杓状会厌襞互相接近。根据检查,临床上将喉软化症分为三型。Ⅰ型:杓状软骨黏膜脱垂。Ⅱ型:杓状会厌襞缩短。Ⅲ型:会厌后移。部分患儿为Ⅰ和Ⅱ型的混合型。

喉软骨软化一般可自愈,对其生长发育及营养状况并无明显的影响。但临床表现严重的患儿,可因为呼吸困难及长期缺氧而导致漏斗胸或鸡胸等胸廓畸形,甚至会因为肺功能受到影响,有些患儿可出现心脏扩大。对有严重的呼吸道阻塞,或未能自愈的喉软化症患儿可采取手术治疗。早期的标准治疗方法为气管切开术,但并发症多。近年来更多采用内镜下声门上成形术,手术中用显微喉钳或喉剪切除覆盖于杓状软骨上多余的黏膜,

必要时连同楔状软骨和杓状会厌襞上臃肿的黏膜一并切除,但必须保留杓间区黏膜以免瘢痕粘连。

另一比较常见的引起嗓子呼噜的原因是会厌囊肿和舌根囊肿。两者属于喉囊肿的特殊类型,多发生于舌根、会厌谷、会厌舌面和会厌游离缘。常由于慢性炎症、机械刺激和创伤,引起黏液腺管受阻,腺内分泌物潴留所致。部分患儿也可因为先天发育畸形导致。婴幼儿可表现出呼吸困难、面色青紫等,需要紧急处理。治疗方式为手术切除,药物保守治疗通常无效。一般采用全麻支撑喉镜下手术。术后一般不易复发。对于微小的囊肿,若不影响呼吸和发音,可暂不做处理,密切观察即可。

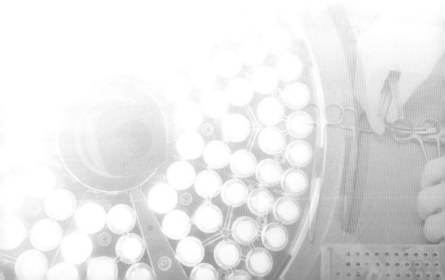

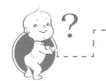

为什么有的孩子出生后没有"小舌头"？

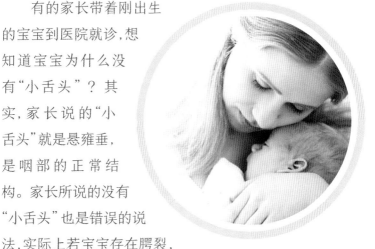

有的家长带着刚出生的宝宝到医院就诊，想知道宝宝为什么没有"小舌头"？其实，家长说的"小舌头"就是悬雍垂，是咽部的正常结构。家长所说的没有"小舌头"也是错误的说法，实际上若宝宝存在腭裂，就是上腭裂开，导致悬雍垂也裂向两侧，在咽部正中就不能检查到悬雍垂。

腭裂较为常见，可单独发生，也可并发唇裂。腭裂不仅有软组织畸形，大部分腭裂患儿还可伴有不同程度的骨组织缺损和畸形，在吮吸、进食及语言等生理功能障碍方面远比唇裂严重。由于颌骨生长发育障碍还常导致面中部塌陷,严重者呈碟形脸,牙齿咬合错乱。因此,腭裂畸形造成的多种生理功能障碍,特别是语言功能障碍和牙齿错乱,给患儿的日常生活、学习,以及长大后的工作均带来不利影响,也容易造成患儿的心理障碍。

腭裂发生的原因尚不完全清楚,但认为与妊娠期食物中营养缺乏、内分泌异常、病毒感染及遗传因素等有关。腭裂作为一种先天性发育缺陷,随着生长发育,畸形也随着年龄发生变化,进而影响其他方面,包括畸形本身存在的生理发育缺陷、外科手术创伤造成的颌面外形继发改变,语言、听力等功能障碍,以及患儿在社会交往中形成的心理障碍等。

为减少腭裂的发生,需要采取一些预防保健措施。孕妇在怀孕期间应避免偏食,保证维生素 B、C、D 及钙、铁、磷的充分摄入,保持心境平和,避免精神紧张,不服用抗肿瘤药物、抗惊厥药、组胺药和某些安眠药等,不吸烟、不酗酒,避免接触放射线、微波等。

腭裂的治疗是一个复杂的过程,需要口腔颌面外科、整形外科、口腔正畸科、语音训练科、精神科及心理科等多方面的专家共同协作才能取得满意的效果。腭裂手术的最佳年龄是一岁以内。对于裂隙较宽的患儿,手术应尽量在两岁以内完成。

扁桃体表面长的很多
小疙瘩是什么？会恶变吗？

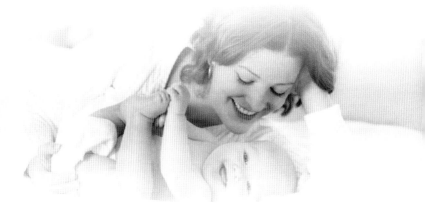

人体在口咽部有个"卫士"叫做咽淋巴环。咽淋巴环由腭扁桃体、咽扁桃体、咽鼓管扁桃体、舌扁桃体组成。我们通常所说的扁桃体就是指的腭扁桃体。它是一对扁卵圆形的淋巴器官，位于扁桃体窝内。扁桃体一侧表面覆有复层扁平上皮，上皮向固有层内陷入形成10~30个分支的隐窝，隐窝周围的固有层内有大量弥散淋巴组织及淋巴小结。因此，扁桃体表面本身就是不光滑的，会存在一些皱襞及隐窝，看上去就像表面长了很多小疙瘩。

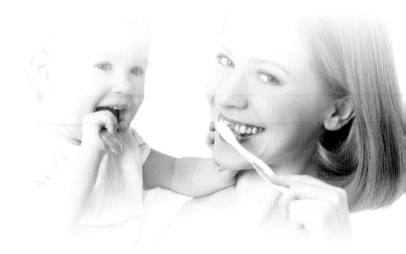

　　在扁桃体反复感染后,扁桃体隐窝会扩大,甚至在隐窝口表面出现白色点状分泌物,看起来很像是"脓点",但往往只局限于扁桃体上隐窝,而且附着紧密,不易清除,我们称之为扁桃体栓塞。扁桃体栓塞无需特殊处理,只要注意口腔卫生,清淡饮食,不吃辛辣刺激的食物,饭后经常漱口就可以了。

　　有些儿童的扁桃体增生明显,尤其是上极,因为过度增生,出现一个一个像手指状的小突起,常呈一簇一簇的生长,称为乳头状增生。这种乳头状增生本身并非恶性,只是因为增生明显,可引起儿童打鼾、吞咽困难或语言含混不清。对于这种情况,一般将肥大的扁桃体与增生物一起切除就可以了,无需术后特殊处理。

孩子头痛是鼻窦炎引起的吗?

很多孩子会因为头疼到耳鼻喉科就诊,其实,引起小孩子头痛的原因很多,房间闷热、烦恼、忧虑、发热、疾病等都有可能引起头痛。常见的头痛原因有以下几种:

🌼 **药物性头疼**:发热、使用某些药物、代谢异常等,都可造成脑血管的收缩、扩张,从而引发头痛。

🌼 **偏头痛**。

🌼 **紧张性头痛**:经常由精神紧张、压抑、家庭成员间关系紧张、学习困难等长期精神刺激而引起,多见于学龄儿童或少年。

🌼 **脑肿瘤**。

🌼 **脑膜炎**:脑膜发炎受到刺激,就会产生头痛。

🌼 **头部其他器官出现问题**:如鼻窦炎、青光眼、眼睛疲劳、近视、中耳炎、牙痛,都有可能引起头痛。

🌼 **全身性疾病**:除了头部疾病以外,全身性疾病如高血压、肾脏疾病、低血糖等也可以引起头痛。

另外，一些情绪反应，包括紧张、忧郁、焦虑、压力等，也是头痛的常见原因。

那么，什么时候才考虑头痛是由鼻窦炎引起的呢？

小儿患有急性鼻窦炎时常有发热、疲倦、鼻塞、流涕、头痛等症状。疼痛的特点如下：①面颊部痛者常见于急性上颌窦炎，疼痛放射至同侧上齿槽，并常会感到同侧牙齿疼痛。典型的上颌窦炎疼痛，有明确的周期性，晨起轻，午后重。②鼻梁部及两侧眼内眦处附近疼痛者常见于急性筛窦炎，患儿感觉眼内闷胀及眼疲劳。③枕部痛者常见于急性蝶窦炎，并常有眼后部疼痛，但无眼内胀感。④前额痛者常见于急性额窦炎，疼痛特点呈周期性，发作时间比较规律，表现为真空性疼痛，一般起床1~2小时后开始疼痛，并渐渐加剧，至上午达最高峰，下午缓解，夜间消失，次日又发作。

当患儿因头疼就诊时，需行详细的体格检查。急性鼻窦炎鼻腔黏膜呈急性充血、肿胀；鼻腔内蓄有大量脓涕，有时鼻涕还会倒流入咽部，因此必须配合咽部检查，以观察咽后壁处有无脓涕从鼻后孔流下。当患儿有明确的鼻窦炎症状，而体格检查又无明确阳性发现时，可初步考虑为鼻窦炎引起的头痛，必要时还可进行鼻窦CT检查以明确诊断。

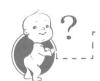

为什么孩子易患鼻窦炎?

❀ 儿童鼻窦窦口相对较大,感冒病菌易从鼻腔经窦口侵入鼻窦,引起鼻窦炎。

❀ 儿童自身抗病能力差,易患感冒,上呼吸道感染和急性传染病(如麻疹、百日咳、猩红热和流行性感冒等)可导致鼻窦炎。

❀ 扁桃体肿大或腺样体肥大影响正常呼吸时,易患鼻窦炎。

❀ 先天性免疫功能不全或特应性体质患儿易患鼻窦炎。

✿ 在不清洁的水中游泳或跳水可能导致鼻窦炎。

✿ 儿童易发生鼻腔异物、鼻外伤而继发感染。

✿ 鼻窦功能尚未成熟：年纪越小，患鼻窦炎的概率就越大；一般来说，七岁以上的孩子，因为免疫功能以及鼻窦功能日渐成熟，鼻窦炎发生的概率也就越趋向于降低。

✿ 过敏性鼻炎：小儿的过敏性鼻炎多半是遗传所导致，因此从小就患有过敏性鼻炎的人非常多，据统计，父母双方都有过敏性鼻炎史，其小孩约有80%以上有过敏性鼻炎，父亲或母亲一方有过敏性鼻炎，其小孩有50%的可能会遗传，而小孩的过敏性鼻炎约有50%会并发鼻窦炎。

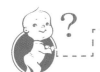

孩子的声音一直嘶哑怎么办?

　　孩子一直声嘶,最常见于喜欢大喊大叫,经常哭闹,长期用嗓不当或用声过度的孩子,或者是由于呼吸道的炎症伤及到声带所致。所以最有效的方法是尽可能减少和控制孩子的喊叫与用嗓,多吃富含维生素 C 的食物,如新鲜蔬菜、水果,不要吃辛辣刺激性的食物,并积极控制炎症。若观察 3 个月仍没有好转,就需要做纤维喉镜检查。倘若孩子一直声嘶同时伴有呼吸困难或者是孩子出生没多久就开始一直声嘶,都需要到医院检查,以确定是否喉部长有新生物或者存在先天性疾病。

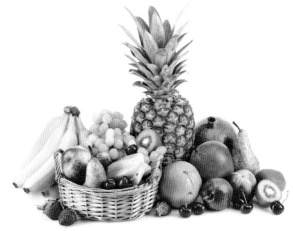

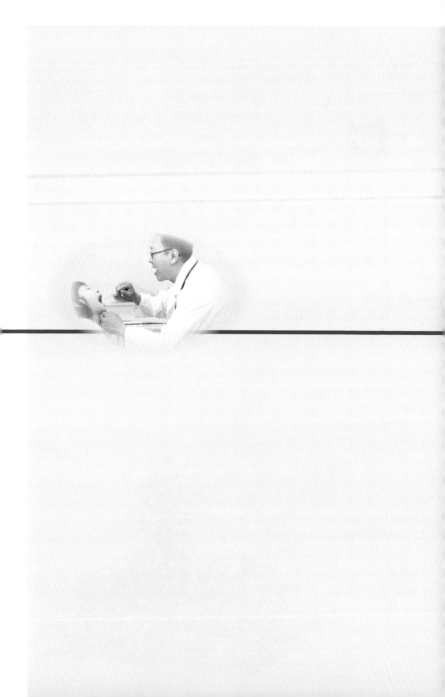

PART 2

门诊健康教育指导

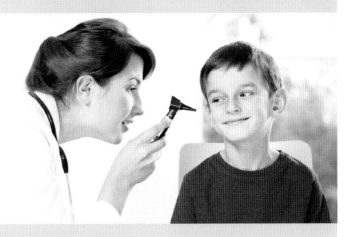

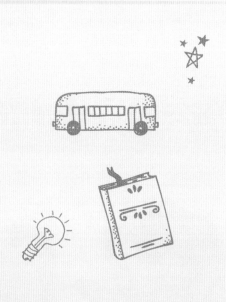

婴幼儿听力检查时为什么
要使用镇静剂？

听力检查包括主观听力检查和客观听力检查。所谓主观听力检查，是指给予婴幼儿一定音量的声音，利用婴幼儿被惊吓的反应行为，如惊醒、眨眼等，来初步判断婴幼儿的听力。所谓客观听力检查，是将声音传入婴幼儿的耳内，再利用贴在头上或插入耳内的电极来记录反应波，以评估大致的听力损失。对于婴幼儿来说，后者是最有价值和相对准确可靠的客观检查。因为前者需要孩子的配合，孩子的情绪以及对陌生检查环境的不适应等很多因素都会使检查无法完成或不准确，而后者只要在孩子安静或睡眠状态下即可进行。使用镇静剂可以让孩子很快进入睡眠状态，顺利完成测试。这能让孩子更好地配合检查，保证检查结果的准确性。

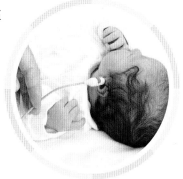

孩子误服了高锰酸钾
该怎么处理？

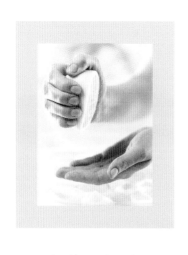

高锰酸钾是一种常见的强氧化剂，常温下为紫色颗粒状的物质，孩子可能会因为好奇而放入嘴里。但是它在口腔里会形成具有强腐蚀性和破坏性的物质而引起口腔、食管及胃的黏膜及黏膜下组织水肿，导致说话、吞咽及呼吸困难，甚至引起窒息；亦可发生消化道出血、坏死，甚至穿孔和腹膜炎，出现剧烈腹痛、血便和板状腹。因此，误服高锰酸钾是非常危险的，必须及时进行处理。在我们的平常生活中，如发生此类情况，家长应立即让孩子喝大量含有维生素C的温开水进行反复的洗胃与催吐，之后再饮用牛奶以保护胃黏膜，同时应及时将孩子送往医院以便得到进一步的救治。

耳朵前长的小孔是什么？
需要手术吗？

有些孩子出生后耳朵前即有一个小孔，常常有白色米粒样分泌物溢出来，有些臭味，有时会出现红肿，这是怎么回事呢？医学上将这个小孔叫耳前瘘管，它是一种常见的先天性耳畸形，是由于胚胎时期形成耳郭的结节融合不良或封闭不全所致，生后在耳前即可看见有盲孔，经常排出黏稠带臭的分泌物，如感染化脓，可形成脓肿，且常常反复发作。无感染者盲孔区皮肤正常，感染时局部红肿，伴有显著疼痛，愈合后会留有瘢痕。

那么，是否一定需要手术呢？这就要看情况了，瘘管无感染时可不作处理。瘘管有感染时，可全身

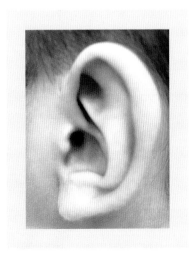

应用抗生素,也可加激素局部冲洗 7~10 天;脓肿成熟时,可在门诊将脓肿切开引流,然后定期换药,局部清洁消毒;肉芽形成时,行肉芽刮除术或用高渗盐水湿敷。稳定期可用 5% 的碘酊溶液进行局部瘘管注射。若孩子出现反复感染,应在控制感染后行切除瘘管术。

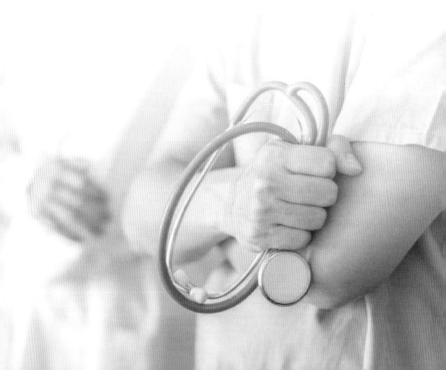

耳朵里长了疖子怎么办?

有些小孩每当穿衣服碰到耳朵或朝一侧卧位时,就会大哭大叫,痛苦极了,家长有时不知道是什么原因,到医院检查后,发现耳朵里长了疖子,这是怎么回事呢? 医学上将其叫做外耳道疖,它发生在外耳道软骨部,是外耳道皮肤急性局限性化脓性感染所致,可能是因为挖耳时引起外耳道皮肤损伤、糜烂,从而导致感染,或者由于外耳道进水后使表皮软化,使得细菌侵入,或者由于中耳长期流脓及外耳道湿疹或者全身及局部抵抗力下降而导致。检查可见外耳道软骨部皮肤局限性红肿,触痛明显,按压耳屏或牵拉耳郭时疼痛明显加重。那该怎么办呢? 外耳道疖的局部治疗很重要,在不同的情况下,应采取不同的方法,疖肿未成熟时,用细棉条蘸 10% 鱼石脂置于疖肿处,每天更换 1~2 次,可促使炎症吸收,局部可进行热敷、红外线照射或氦氖激光照射;如脓肿已成熟而未破,则需要切开排脓;症状较重者,需要口服或注射抗生素。

孩子生下来哭声很小
需要做什么检查？

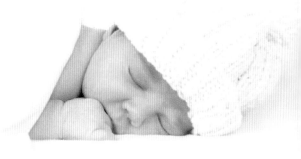

有的孩子生下来哭声很小,声音如小猫一样,有些孩子哭不出声,声音嘶哑如唐老鸭一样,那该怎么办呢？首先要观察孩子是否同时存在喉鸣音、是否呼吸困难、是否嘴唇发紫及是否存在咳嗽等,如果有这些情况,则需要到医院就诊。到医院里需要做什么检查呢？首先应到耳鼻咽喉科就诊,让专科医师检查孩子的咽喉部,听诊心脏和肺部,根据情况做心脏彩超,了解孩子是

否存在先天性心脏发育异常,如果心脏存在发育异常,孩子生下来哭声很小就可能是与先天性心脏异常有关;

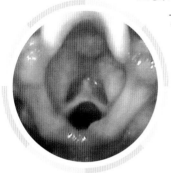

必要时行电子纤维喉镜检查,以了解声带的运动情况,排除喉部新生物等;需要时亦可做 CT 或 / 和 MRI 检查,了解喉部是否存在其他先天性异常情况。

电子纤维喉镜检查

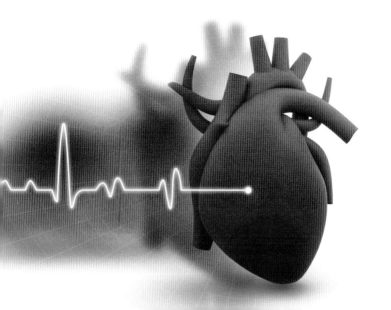

孩子总是不停地清嗓子是什么原因?

孩子总是不停地清嗓子,干咳,有时甚至不停地吸鼻子、吐唾液、作怪样,影响孩子生活和学习,经常打针或反复治疗,效果总是不好,那是什么原因呢? 这种情况医学上叫咽炎。为咽部黏膜、黏膜下及其淋巴组织的慢性炎症,一般病程较长,症状易反复发作,往往给人以不易治愈的印象。主要与急性咽炎反复发作有关,另外,

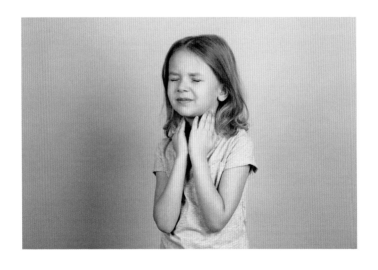

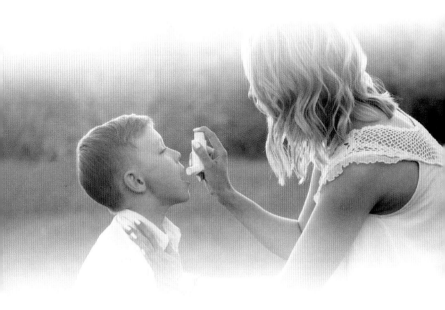

　　还与上呼吸道慢性炎症如鼻炎刺激、过敏因素及全身因素如胃食管反流性疾病引起的反酸有关,部分孩子可能存在抽动症。治疗上首先需要去除病因,积极治疗急性咽炎及鼻和鼻咽部慢性炎症,纠正便秘和消化不良,避免过敏物质吸入,治疗全身疾病,增强身体抵抗力;局部可以使用些清喉润咽的药,必要时可到神经科就诊。

孩子可以做鼻咽镜检查吗？
会不会伤到鼻黏膜？

孩子较小，家长往往对医院的一些检查比较担心，比如孩子是否可以做鼻咽镜检查呢？回答是肯定的。对于有如下情况：头痛、鼻堵、流涕等症状；反复鼻出血、血涕未确定出血部位；鼻息肉或肿物术前常规检查；嗅觉障碍；脑脊液鼻漏；传导性耳聋及耳鸣；颈部肿块查病灶；鼻腔、鼻窦手术后术腔及窦口的观察；鼻腔、鼻窦、鼻

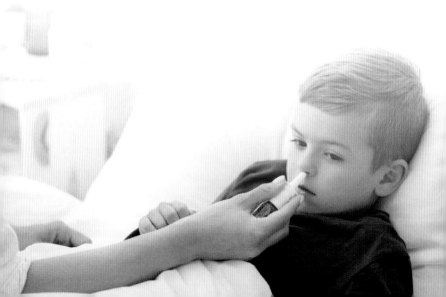

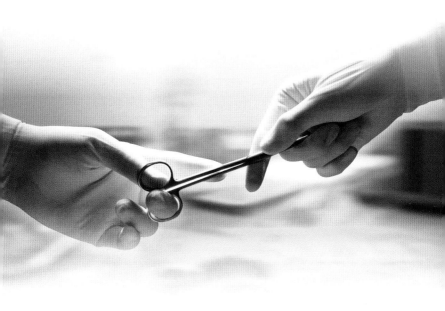

咽肿物取活检及腺样体肥大的确诊及术前观察,都需要做鼻咽镜检查。但对于急性上呼吸道感染或其他急性传染病期应尽量避免或推迟检查,先天性心脏病或后天性心脏病需在监护下进行检查。

在检查前以0.5%利多卡因和1∶1000盐酸肾上腺液作表面麻醉和收敛鼻腔,根据年龄和疾病的不同,使用各种大小、粗细等不同型号的纤维鼻咽镜和硬性鼻咽镜进行检查,不会伤到鼻黏膜。

孩子鼻子总流清水样的鼻涕是什么原因？需要做哪些检查？

鼻涕是鼻腔黏膜分泌出的一种黏液，清水样鼻涕说明鼻分泌物稀薄，透明如清水，儿童鼻腔黏膜腺体的分泌比较旺盛，如果没有其他不适，只是单纯的间断流清水样鼻涕，可能是冷空气刺激鼻腔而引起，不需要特别处理。

如果小孩经常流清水样鼻涕，常是鼻炎早期、感冒。如果总流清水样鼻涕，伴有打喷嚏、鼻痒感，常年性发作或季节性发作，有的还伴有哮喘，应考虑过敏性鼻炎的可能。如果孩子对吸入的粉尘过敏，会在短时间内流大量清鼻涕。过敏性鼻炎是一种很常见的疾病，儿童过敏性鼻炎的发病率随年龄逐步增长，学龄期和青春期是发病高峰期。由于解剖生理等特点，婴幼儿患过敏性鼻炎后易合并眼结膜炎、支气管哮喘,部分婴幼儿同时还会出现过敏性皮炎,所谓"过敏三联症(过敏性鼻炎、过敏性哮喘和过敏性皮炎)",较儿童或成人发生率高很多。怀疑过敏性鼻炎时可以到医院行过敏原检测,必要时行血液总 IgE 检测,确诊后应积极进行药物治疗,必要时行脱敏治疗,避免诱发哮喘。单侧清水样的鼻涕伴有头部外伤时要警惕脑脊液鼻漏的可能,应及时到医院就诊。

　　特别注意:1 岁左右的宝宝多表现为反复流清水样鼻涕、咳嗽,易被误诊为支气管炎,多被不恰当地反复应用抗感染药物治疗。

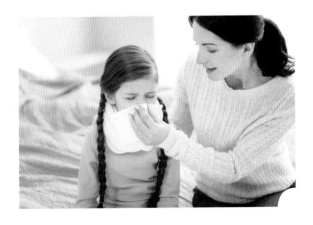

孩子颈部前有一个肿块是怎么回事？需要手术吗？

　　颈部肿块是指颈部淋巴结异常肿大，或颈部出现异常的包块。颈部包块一般是由慢性淋巴结感染或先天性疾病所致，口腔、咽喉等部位的感染也可以导致颈部淋巴结肿大。下颌下、颏下或颈侧肿块呈扁圆形，质中等，表面光滑，可活动，时大时小，轻度压痛（同时在口腔、咽、喉等处往往有炎症），常为慢性淋巴结炎。可以先抗感染治疗，治疗原发病，不急于手术。

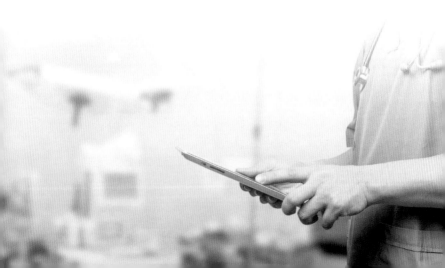

先天性肿块指的是在胚胎发育过程中的异常所致的肿块,儿童先天性肿块包括:鳃裂囊肿及瘘管、甲状舌管囊肿及瘘管、淋巴管畸形、皮样囊肿等,常见的儿童颈部包块有:①淋巴管畸形:2岁以内男性幼儿好发,本病90%发生在颈侧部,生长缓慢。

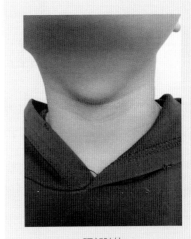

颈部肿块

②鳃裂囊肿:颈侧区为好发部位,最常见的临床症状有3个——颈部包块、颈部瘘管分泌物及反复感染。③甲状舌管囊肿:多见于1~10岁儿童,无症状者可至中年、老年才确诊。肿块位于颏下或颈前正中,无感染时,肿块光滑,边界清楚。其中囊肿的发病率比瘘管发病率高。

　　当儿童颈部先天性包块反复感染及影响呼吸时,应尽早手术切除。同时在切除儿童颈部包块时要考虑异位甲状腺的可能。家长发现小孩颈部包块时,不要过于紧张,应尽早到医院就诊。

开水烫伤了嗓子有危险吗？

在生活中小孩子的咽喉烫伤是经常发生的事情,常见的情况是由于儿童性急,在外玩耍感到口渴后,回家端起水杯就喝,不管里面是不是刚倒好的开水,或是拿着刚沏好的茶水壶,用力吸吮,这些常见于学龄前儿童。在喝水的时候由于水的温度过高,很容易烫伤孩子的喉咙。小儿的咽部保护性反射能力很差,吸入开水后,不

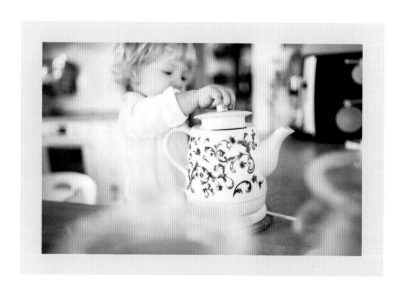

会立即吐出，反而将开水咽下，烫伤的咽喉黏膜会发生充血和肿胀，造成呼吸困难。水温越高对人体咽喉和食管黏膜的损伤越严重，咽喉部黏膜在80℃的水温中就会被烫出水疱。

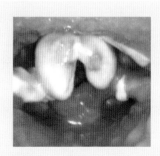

开水烫伤

　　儿童咽喉烫伤后，局部很快会发生水肿，在4~8小时内可达到高峰，并伴有呼吸不畅、喘息、哭声嘶哑，严重者还会引起发热、脱水、电解质紊乱，甚至咽喉水肿，阻塞气道，导致窒息、喉梗阻甚至死亡。有时后期遗留咽喉部瘢痕性狭窄，会导致呼吸吞咽功能障碍。

　　咽喉部烫伤后，孩子多表现为哭闹、拒食、发热及烦躁不安等现象，应及时送到医院检查治疗。这时不要给孩子吃硬、热的食物，而以软、凉食物为主，注意休息，避免哭啼。

　　咽喉部烫伤这类意外事故是完全可以预防的，要教育孩子不要对着壶嘴喝水，要将水壶放到孩子够不到的地方。因此，对有可能造成儿童开水烫伤的事件，都应积极预防和避免。

孩子总头晕与耳朵有关吗？

头晕可表现为头昏、头胀、头重脚轻、脑内摇晃、眼花等。人体的平衡感80%靠耳朵来维持，在引起头晕的原因中，耳源性疾病很多。

为什么眩晕与耳朵的联系如此密切呢？那是因为我们的内耳，不但具有听觉功能，它也是重要的平衡器官。内耳中的"前庭"器官掌管平衡感，在撞到东西或跌倒时能即时反应，起到保护身体的作用。

导致小儿头晕的耳部疾病多由病毒感染后导致的前庭神经元炎等引起，前庭神经元炎是因前庭神经元受累所致的一种末梢神经炎性疾病。孩子在病前2周左右多有上呼吸道病毒感染史。严重时可伴有恶心、呕吐,但无耳鸣、耳聋,常在几天内逐渐缓解,一般2周内多可完全恢复;少数患儿可短期残留不同程度的头昏、头晕和不稳感,持续数天或数月,活动时症状加重。护理上一般要卧床休息,避免头、颈部活动和声光刺激,饮食方面要少食多餐及避免油腻的食物,这些皆有助于舒缓不适。必要时可行高压氧治疗。

　　小儿除了耳源性头晕,神经系统病变也是引起头晕的重要原因之一,如脑缺血病变、小脑病变、脑部病变、脑外伤、某些类型的癫痫等都可能会引起头晕;严重的鼻窦炎也可引起儿童头痛、头晕。

　　小儿头晕原因很多,家长要注意观察,及时带孩子就诊。

中耳炎会导致听力下降吗？

中耳炎是引起儿童听力下降的最重要原因,儿童常见的中耳炎类型是分泌性中耳炎,分泌性中耳炎是以中耳积液及听力下降为特征的中耳非化脓性炎性疾病,影响言语和语言发育。在上呼吸道感染后以耳闷胀感和听力减退为主要症状。婴幼儿易患分泌性中耳炎,这与婴幼儿特殊的解剖结构有关。儿童的咽鼓管短、宽而平直,鼻咽部的分泌物易经咽鼓管进入中耳而引起炎症。

由于耳痛不明显,儿童主诉不清,在小儿听力受到影响时家长才会发现从而就诊，常常延误诊断和治疗。婴幼儿表现为对周围声音反应差、抓耳、睡眠易醒、易激惹。婴儿对周围的声音没有反应，不能将头准确地转向声源；有些较大的儿童可能会告诉家长，

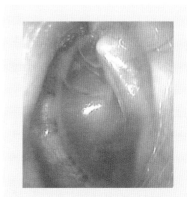

分泌性中耳炎

耳朵闷，有嗡嗡声，感觉听力轻微下降。一些孩子自己不会说这些症状，但会表现为漫不经心、行为改变、对正常对话无反应、在看电视或使用听力设备时总是将声音开得很大，坐在教室后排的学生因为听不到老师讲课，会学习成绩下降，注意力不集中。

家长一旦发现小孩有上述表现，要及时到医院就诊，定期观察检查。家长也不必过于担心，分泌性中耳炎为自限性疾病，一般观察3个月，绝大多数患儿通过药物治疗可以痊愈，但是，部分已经形成"胶耳"、伴有听力下降者，则需要尽早采取手术干预治疗。

孩子听力不好可以做哪些检查?

如果家长发现孩子听力不好,如婴幼儿对声音无反应、不会寻找声源、语言发育比其他孩子落后,不会说话或吐字不清;大孩子出现唤之不理、经常要家长重复刚才说的话、看电视时音量开得特别大、学习成绩无缘由地下降等,就需要到医院就诊,以排除听力疾患。

到医院首先要做耳鼻喉科的常规体检,看看外耳道有没有耵聍栓塞,有没有患中耳炎等常见疾病。当然,最重要的是要做听力检查。

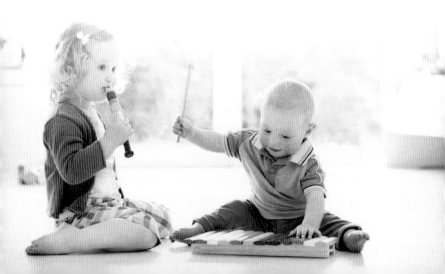

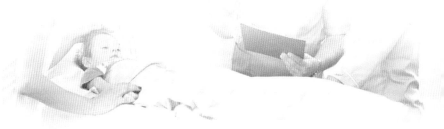

　　听力检查包括声导抗、耳声发射、听性脑干诱发反应（ABR）、纯音测听（纯音测听不配合者可以做行为测听）等检查。任何一项单一的听力检查项目都不可能全面地反映孩子的听力问题：声导抗可以判断有无中耳炎；耳声发射用来判断内耳功能；听性脑干诱发反应（ABR）可以客观评估孩子对声音的反应阈值；纯音测听（或行为测听）可以用来检测孩子的主观听力。客观检查一般要在安静或睡眠状态下进行，纯音测听或行为测听要在清醒状态下通过举手或游戏的方式来进行。

　　有特殊需要时可能还会做耳部 CT 或 MRI 等影像学检查来确诊一些特殊疾病。

　　通过以上的体检，主观、客观的听力检查及影像学检查，医师可以评估出孩子的听力水平，再确诊孩子到底有没有听力问题、问题严重还是轻微，以及是感音神经性的还是传导性的，从而进一步确定需不需要进行早期的治疗或干预。

孩子的耳朵突然流脓了该怎么办?

家长一看见孩子的耳道有分泌物流出来,马上会想到"中耳炎",其实孩子耳朵"流脓"病因很多,常见的有以下几种:

💠 **外耳道湿疹:** 婴儿期比较常见,分泌物多为黄色黏性液,耳道皮肤发红,有渗出物结痂,平时有喜欢挠耳或喜欢摇头的表现。可以用香油清理分泌物的结痂,抹上治疗湿疹的药膏(如氧化锌油),数天后可以痊愈,但在婴儿期容易复发。外耳道湿疹是一种过敏性炎症,发作期应避免食用鱼、虾、蟹等易导致过敏的食物,平时应注意避免耳进水,保持耳道干燥。

💠 **外耳道疖肿:** 各年龄段均可发生,分泌物多为黏稠脓性液,有时伴出血,外耳道红肿明显,耳郭有牵拉痛或触痛,流脓前多有哭闹等现象,触碰耳朵时哭闹加重。可以用 3%

过氧化氢溶液清理脓液,局部用活力碘消毒,再敷鱼石脂棉栓,感染重者还要口服或静滴抗生素抗炎。外耳道疖肿是外耳道皮肤的感染,平时要注意保持外耳道的清洁干燥,避免掏耳而引发皮肤破损感染。

    ✿ **急性化脓性中耳炎**:婴幼儿比较常见,发病前有感冒病史,分泌物多为较稀薄脓性,耳郭无牵拉痛,流脓前几天多有哭闹、抓耳等表现。可以用 3% 过氧化氢溶液清理脓液后,再用氧氟沙星滴耳剂滴耳。感染严重者还需要口服或静滴抗生素抗感染治疗。急性化脓性中耳炎多由上呼吸道感染所致,在孩子感冒早期要积极控制鼻塞、流涕等上呼吸道的症状,减少该病的发生。

孩子得了中耳炎为什么
医师要喷鼻子?

中耳炎对于儿童来说,就像感冒对于我们一样,极易发生,反复发作危害很大,轻者会引起孩子听力下降,重者导致语言发育障碍。中耳炎是由病毒或细菌引起中耳部位发生炎性变化的一种常见病。可分为急性和慢性两类,这两类又各自可分为非化脓性和化脓性两种。急性非化脓性中耳炎在孩子中仅见于一般的上呼吸道感染,没有耳痛和耳道流水的症状,但会出现轻度听力障碍。而急性化脓性中耳炎则会出现发热、耳痛、听力减退、脓液外流等症状,甚至还会转变为慢性中耳炎。

　　小儿的鼻部与中耳之间有个叫咽鼓管的通道,与大人相比咽鼓管又直又宽又短,故宝宝一旦受凉,患上呼吸道感染时,鼻咽部的细菌或病毒容易通过咽鼓管侵及中耳,引起急性化脓性中耳炎。患中耳炎的孩子还常伴有发热、畏寒、呕吐及腹泻等症状,炎症很容易加重咽鼓管肿大、

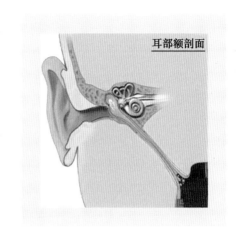

耳部额剖面

阻塞。而鼻腔喷药,减充血剂如赛洛唑啉或羟甲唑啉(喷鼻剂不超过一周),可以促进鼻腔和咽鼓管黏膜收缩,有利于中耳通气和积液引流。同时加用治疗鼻 - 鼻窦炎的药物喷鼻如鼻用抗组胺药及鼻用激素,有利于中耳炎的康复。

　　中耳炎的治疗:①药物治疗可用抗生素、减充血剂、抗组胺药和类固醇药物等;②手术治疗有腺样体病灶摘除术,听力下降时可行鼓膜切开术或者二氧化碳激光打孔术,鼓膜置管术。

孩子的耳朵被棉签扎破
出血了该怎么办?

用棉签挖耳是儿童耳外伤最常见的原因。儿童外耳道的皮肤比较薄,耳道狭小而且较短,鼓膜位置相对浅表,因此在外力的作用下很容易受损出血甚至伤及鼓膜。当孩子的耳朵被棉签扎出血时首先要及时地取出棉签,检查棉签是否完整,如有棉签断端残留耳道内并不易取出时需尽快到医院处理。由于外耳道内没有大的血管,一般情况下耳道的出血量不会很多,家长不需要特殊处理就可以止血,可以用消毒棉签将耳道口外的血渍清理干净,但不要再将任何外物塞到耳道内清理或进行堵塞。如果没有条件及时带孩子到医院就诊,父母也不要紧张,只要注意保持外耳道的清洁干燥就行了,不要让洗澡水、洗头水、泪水或奶水进入耳道。切记不要自行向外耳道滴任何药水或消毒液,更不能堵耳;睡觉时最好向受伤的一侧卧位,尽量让血液不积蓄在外耳道。观察 3~5 天,如果耳朵没有继续出血或出现耳痛、耳流水等继发感染的征象就不必太担心,但仍然有必要到医院去检查确认。当然,发生意外后及时到医院进行专业的检查和处理是最好的选择。

耵聍俗称耳屎,是耳道皮肤腺体的正常分泌物,需要提醒父母们的是不要随便用棉签去帮孩子挖耳屎,孩子自己挖耳也应及时劝说制止,但不要强行抢夺,避免在争抢的过程中发生意外。如果耳屎太多需要清理则建议请专业人员用专业工具处理。

儿童听力下降可以
配戴助听器吗？

外界的声音通过两条途径传向人的内耳。一条是通过外耳道、鼓膜、听骨链前庭窗的空气传导途径，另一条是声音振动颅骨后直接波动外淋巴的骨传导途径。当声音传入内耳后，耳蜗基底膜上的毛细胞发生运动，并通过一系列转换将信号通过神经传入大脑从而产生听觉。如果在上述途径中，任何一个环节发生了病变，都会使听力受到影响。如果发现孩子听力下降，要及时到正规医院就诊，将近期孩子是否受过外伤、是否感冒、是否游泳或是否洗澡时耳朵进水等情况详细告知医师，门诊的初步检查可以发现"耵聍栓塞（耳道分泌物及脱落物长期积存形成的褐色团块）""外耳道炎""中耳炎""外耳道异物"等疾病。需要做以下检查以明确听力下降的性质和程度以及可能的原因：

⚙ **颞骨CT**：看是否有内耳及中耳发育畸形，是否有中耳炎及外耳病变等。

⚙ **听力检测**：声导抗、纯音测听、畸变产物耳声

发射、听性脑干诱发电位(ABR)、听觉稳态诱发电位
(ASSR)、骨导 ABR 可以鉴别传导性聋和感音神经
性聋。

⚙ **遗传学检查**:耳聋基因检测。

⚙ **听力损失的性质**:传导性聋;感音神经性耳聋;
混合性耳聋。

⚙ **听力损失的程度**:国内和世界卫生组织(WHO)
对听力损失的分级如下:①平均听力损失小于等于 25
分贝为正常;②平均听力损失介于 26~40 分贝为轻度听
力损失;③平均听力损失介于 41~60 分贝为中度听力损
失;④平均听力损失介于 61~80 分贝为重度听力损失;
⑤平均听力损失大于等于 81 分贝为极重度听力损失。

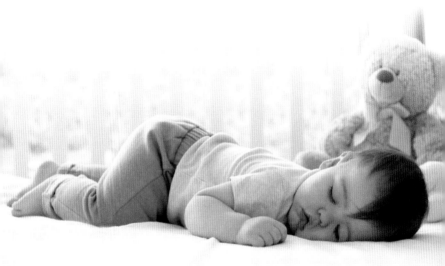

　　只有知道听力损失的性质和原因才能决定其治疗方案,传导性聋大多可以通过药物或手术治疗提高听力。

　　确诊了儿童听力下降的类型和程度后再决定是否选配助听器。配助听器可以将声音放大,但不是随便买个助听器就可以说话了。一定要进行选配、调试、言语训练,才能聋而不哑。小儿由于听力损失程度不同,所以听力补偿效果也不尽相同,造成小儿听到的语音都有不同程度的畸变音,从而产生语音异常现象。对小儿群体来说,听力损失程度越重,损失时间越长,其语音异常现象越明显。所以我们提倡听力损失康复的"三早"原则:早发现,早配戴助听器,早进行听力康复。听力损失了自然也不可能去模仿发音,发音器官长期得不到锻炼,会致使能发音的肌肉运动不协调而导致功能低下,造成语音异常现象。所以应提倡早选配合适的助听器。

孩子突然鼻出血了怎么办?

鼻出血是 2 岁以上儿童的常见急症之一,医学上称为"鼻衄",轻者仅为涕中带血,重者可引起失血性休克。长期反复出血可导致贫血。出血部位最常见于鼻腔中隔前下方的毛细血管网区,也叫"黎氏区"。引起儿童鼻出血的因素主要有:

🌼 急性或慢性鼻-鼻窦炎、过敏性鼻-鼻窦炎、干燥性鼻炎、鼻中隔偏曲等疾病导致的鼻痒、鼻塞,儿童常出现揉鼻、擤鼻及抠鼻孔的不良习惯,很容易导致鼻腔出血,但通常出血量较少。

🌼 气候条件差,如空气干燥、炎热、寒冷、室温过高等都可以引起鼻出血。在饮食上挑食、偏食、不吃青菜等不良习惯,也可以造成因维生素、钙的缺乏而致鼻出血。

❀ 鼻外伤、鼻腔异物或鼻结核、梅毒、鼻腔真菌病等特殊疾病,鼻咽 - 鼻窦肿瘤也是引起鼻出血的因素。

❀ 某些全身性疾病:急性发热、心血管疾病、高血压、肾炎、白血病、血小板减少性紫癜、再生障碍性贫血、风湿热等,也可以引起鼻出血。

❀ 遗传性出血性毛细血管扩张症:常有家族性易出血史。

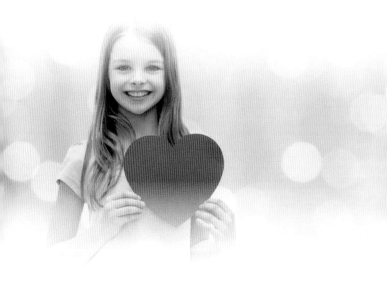

儿童一旦发生鼻出血时要及时止血。方法及注意事项如下：

❀ 可以用干净的消毒脱脂棉球充填患侧鼻腔止血,如没有脱脂棉也可以用拇指或示指压迫患侧鼻翼5~10分钟,进行压迫止血。双侧鼻腔均有较多出血者可以用拇指和示指捏紧双侧鼻翼。

❀ 此时家长应保持镇定同时使孩子安静,避免哭闹。最好让孩子头前倾取坐位,尽量将从鼻腔咽到口腔的血吐出,这样可以避免将鼻血咽进胃里,刺激胃部引起腹痛及呕吐。

❀ 用冷毛巾敷鼻部而使鼻血管收缩。

温馨提示:如果上述方法无效或出血量较大,有面色苍白、出虚汗、心率快、精神差等出血性休克前兆症状时应采用半卧位,同时尽快到医院进行治疗。每次出血量少但经常反复出血,也应到医院耳鼻喉科及儿科就诊检查病因及治疗。

孩子鼻腔里有异味
是怎么回事？

　　鼻腔异物是导致儿童鼻腔异味的最常见因素：儿童有异物进入鼻腔后多因恐惧或表述不清，无法及时告知大人，常可合并鼻甲肿胀及鼻窦引流不通畅导致单侧鼻塞，流带臭味的脓性涕。某些特殊异物如纽扣电池等甚至会腐蚀鼻黏膜、鼻软骨导致鼻腔出血、鼻中隔穿孔、鼻腔粘连等并发症出现。鼻石、鼻腔及鼻窦额外牙属于鼻腔内生性异物，同样可以引起上述症状。

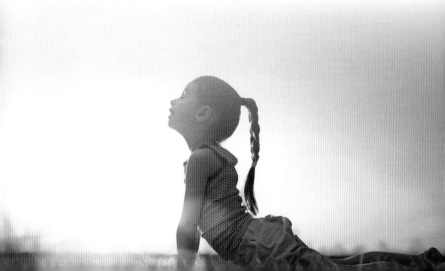

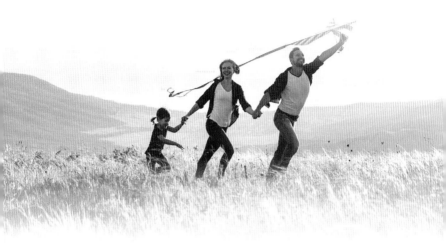

急性／慢性化脓性鼻窦炎、化脓性扁桃体炎、鼻中隔脓肿、化脓性骨髓炎等化脓性疾病因为合并厌氧菌感染也会使鼻腔、口腔出现臭味。萎缩性或干酪性鼻炎、恶性肿瘤等鼻、鼻窦、鼻咽部疾病也是鼻腔异味的原因之一。

消化不良、消化道菌群失调时因气味向上冲入鼻腔也会出现鼻腔、口腔的臭味，这时孩子多合并有消化道症状。酮症酸中毒等一些遗传代谢性疾病同样可以造成口、鼻特殊气味。

因此，当家长发现孩子鼻腔里有异味时，都需要及时地到耳鼻喉科及小儿内科检查和治疗。

孩子摔跤摔到鼻子了，需要马上拍片子吗？需要手术治疗吗？

当孩子鼻子受伤了，家长一定要保持冷静，首先要留意孩子有没有昏迷、呕吐、抽搐等头部受伤表现，并检查头部、鼻面部皮肤是否有裂伤，观察孩子鼻梁有没有明显肿胀和变形，如果有上述情况需要马上到有条件的医院进行处理。

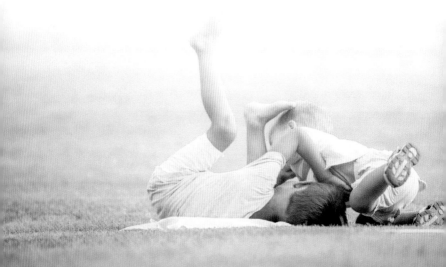

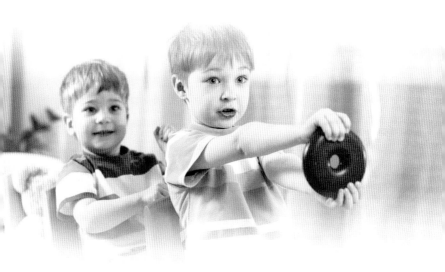

　　耳鼻喉科医师如果怀疑孩子有鼻骨骨折的情况会建议患儿行鼻骨 CT 或鼻骨侧位片的检查。如果有鼻骨骨折但对位对线良好的可以暂时不需要手术治疗，但家长应该严格注意不能碰压孩子鼻背部以防骨折部位下榻导致鼻部畸形，并注意复查。如果鼻骨骨折对位欠佳或合并鼻部明显外观不对称，就需要择期行鼻骨骨折复位术，合并鼻中隔脱位者需同时行鼻中隔复位。

孩子经常大喘气
需要做什么检查?

孩子喘气可不是小问题。呼吸道包括:以喉部环状软骨下为界分为上、下呼吸道,包括鼻、鼻咽部、咽部、喉部,下呼吸道指气管、支气管、毛细支气管、肺。

呼吸道的任何病变均可以使气流受阻出现喘气,当孩子喘气可能是呼吸困难的表现,当务之急要检查呼吸道有无占位性病变,可以选择行胸片、鼻咽喉部 CT、支气管镜检查,其次要注意心血管的病变,可以做心电图、心脏 B 超。

🌼 **鼻部疾病**:鼻和鼻咽腔相对短小,鼻道狭窄,鼻黏膜柔软,富有血管及淋巴管,轻度鼻炎即可发生鼻塞,发生呼吸困难。

🌼 **咽喉炎**:狭小的咽喉要道轻微炎症可导致喉肿胀,而发生吸气性呼吸困难。

🌼 **支气管哮喘**:是由多种细胞参与的慢性气道炎症,哮喘症状可在数分钟内发作,经数小时至数天,用支气管舒张剂可缓解或可自行缓解。夜间及凌晨发作和加重常是哮喘的特征之一。

⚙ 喘息样支气管炎是一种临床综合征,泛指一组有喘息表现的婴幼儿急性支气管炎。婴幼儿的气管和支气管都比较狭小,发育不完善,黏膜易受感染或受其他刺激而肿胀充血,从而引起管道狭窄,分泌物黏稠不易咳出,因此产生喘鸣音。

⚙ 先天性喉喘鸣(喉软骨发育不全):小孩子比较多见,一般可在1岁半左右自愈,最迟在2~3岁自愈,适当补充钙剂有助于恢复。一般使用葡萄糖酸钙就可以,同时需要配合使用维生素D,促进钙的吸收。

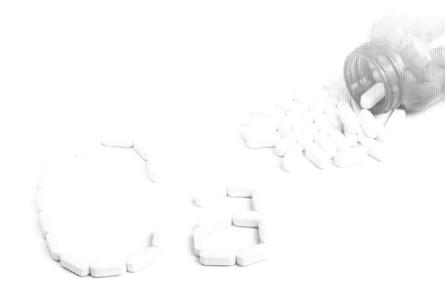

为什么孩子
气管里容易呛东西?

气管、支气管异物多发生在 3 岁以下儿童,占总发生人数的 77.9%,其主要原因是由其生理特点决定的:

🌼 3 岁以下小儿磨牙未萌出,咀嚼功能不完善,喉的保护功能不健全。

🌼 气管与食管交叉处的"会厌软骨"在进食时能起到遮盖气管的功能,而幼儿的会厌软骨功能不健全,当幼儿口中含物说话、哭笑和剧烈活动时,容易将口含物吸入气管内形成气管异物。

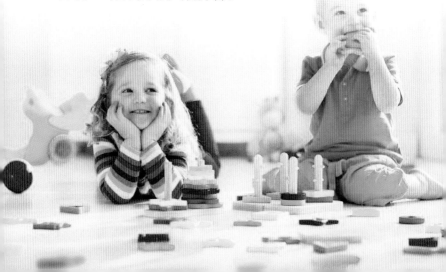

　　幼儿好奇心强,喜欢用手和嘴探索世界,只要能拿到的任何东西都会往嘴里送。食物或玩物就会被吸入气管、支气管内,形成气管、支气管异物。

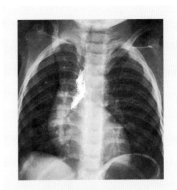

气管支气管金属异物

　　最易引起气管阻塞的异物有花生米、黄豆、瓜子等,这些物品遇水膨胀更不易取出。

　　幼儿气管异物十分危险,严重者可导致幼儿窒息死亡,因此预防最为重要:

　　教育儿童不要随意把捡拾的东西放到嘴里,以免误吸入气管。

　　进食时不要让孩子哭笑、打闹、说话,以防食物呛入气管。

　　家里如果有刚会走路的幼儿,大人一定要注意不可随意将瓜子、花生米等坚果类食物放在幼儿能够得着的地方。

　　一旦发现孩子有异物呛咳症状应及时将其送往医院就诊,切不可拖延。

孩子误吞了异物怎么办？
需要手术吗？

❀ 如果发现宝宝误吞异物(比如硬币、猪骨头等)后表情并无大碍，无痛苦，无呼吸不畅，那么，硬币就是进入了食管。如果进入食管，绝对不可以给宝宝催吐！因为首先，不一定能吐出来;其次，宝宝毕竟小，吐的时候会哭，一哭一吸反而把一些东西吸进气道，从而造成更严重的伤害。

❀ 如果宝宝吞咽的是硬币，要先确定一下是什么币值的硬币。比如新版的一角和五角硬

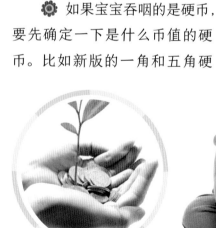

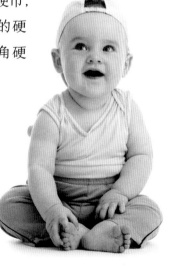

币相对小些，出现问题的可能性就会少些，一元和老版的一角硬币相对大些，更容易出现其他一些问题。

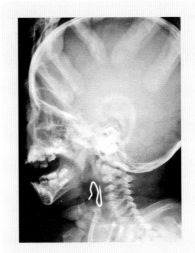

食道入口铁钩

先拍片确定硬币在哪里。如果硬币已经在胃里，而且是比较小的五角、一角的硬币，一般都能在第二、三天排出体外，在这几天里，父母一定要非常注意宝宝的便便，不要排出来了也不知道。

如果拍片显示硬币卡在食管里，首先应禁食，并尽早到医院在食管镜下取出异物。

如果是猪骨头、鸡骨头、鱼骨等进入了食管，是非常严重的食管异物，切勿再吞食饭团或菜类，因为此法极易将异物插入食管深层组织，损伤邻近重要的血管如主动脉。如果合并感染，可导致严重并发症，甚至危及生命。

食管入口是食管异物的常见部位,常伴吞咽困难及颈部疼痛、流涎、恶心。如果是食管中段异物,常有胸骨后或肩背部放射性痛。如果高热及疼痛剧烈,应想到食管穿孔的可能,且可并发纵隔感染或形成纵隔脓肿。对突然大呕血者,应考虑主动脉瘘破裂。食管吞钡透视或拍片,可以查明异物位置。明确诊断后应在食管镜下取出异物,个别病例需行开胸术。

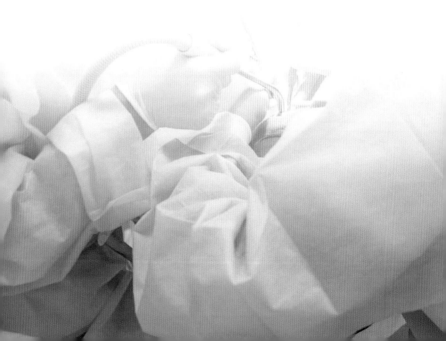

孩子什么时候需要使用呼吸机?

持续正压通气(CPAP)治疗是目前治疗阻塞性睡眠呼吸暂停低通气综合征应用较为广泛并较为有效的方法之一,国外有学者提出:对于阻塞性睡眠呼吸暂停者,不建议直接手术,而推荐使用呼吸机持续正压通气治疗,缓解睡眠憋气、低氧情况,迅速改善病情,全面提高生活质量。

CPAP可用于儿童鼾症围手术期的治疗以及用于部分鼾症手术治疗效果不佳的患儿。

阻塞性睡眠呼吸暂停综合征是发病率较高并具有潜在危险的疾患,经鼻持续正压通气呼吸机治疗仪,是一个轻便、舒适、弹性好的鼻罩,在睡眠时通过头带固定在患儿的鼻部,鼻罩接一柔软的通气管道与气泵相连,气泵产生的高速气流通过软管进入呼吸道，在咽气道局部形成一个正压。调节气泵产生的压力达到一个适当的数值，即可防止患儿睡眠上气道的塌陷，避免呼吸暂停综合征的发生。CPAP治疗具有非创伤、无危险性的特点，是通过机械作用增加腔内气道压力和改变跨变压的梯度来防止咽部气道塌陷和维持气道开放，安全系数高。

使用CPAP呼吸机治疗后提高了末梢血氧饱和度和通气功能，在自主呼吸基础上，无论吸气还是呼气均使气道内保持正压水平的一种特殊通气模式，有助于防止肺萎缩，改善肺顺应性，增加功能残气量。

采用持续正压通气CPAP治疗阻塞性睡眠呼吸暂停低通气综合征，其效果是肯定的，它可克服患儿咽部狭窄造成的阻塞，改善通气，消除或减少呼吸暂停，使血氧饱和度升高，二氧化碳分压降低，睡眠结构改善，大大提高患儿的生活质量。

喷鼻药要长期喷吗？

长期使用高剂量的喷鼻药可能发生糖皮质激素的全身作用,也可出现局部刺激的不良反应,如鼻出血,全身少见血管性水肿,还可出现鼻中隔穿孔和黏膜溃疡,速发或迟发的过敏反应,包括荨麻疹、皮疹、皮炎、瘙痒等,如用在小儿还可出现皮质醇增多症,肾上腺抑制或儿童生长迟缓。所以如果长期使用喷鼻剂一定要在专业医师的指导下应用,使用含皮质激素的药品无论所用药品为何剂型,都建议定期检测儿童生长情况,如疑有生长迟缓应研究调查情况,应权衡使用糖皮质激素的剂量和可能抑制生长的风险。

　　还有一些不含激素的喷鼻剂长期使用也容易对人体产生副作用,如引起萎缩性鼻炎,或引起鼻黏膜的干燥导致药物性鼻炎,还可对人体的肝肾功能造成损害。

　　因此患上鼻炎后应及时正确治疗,不要盲目,必须到正规医院接受科学的系统治疗。

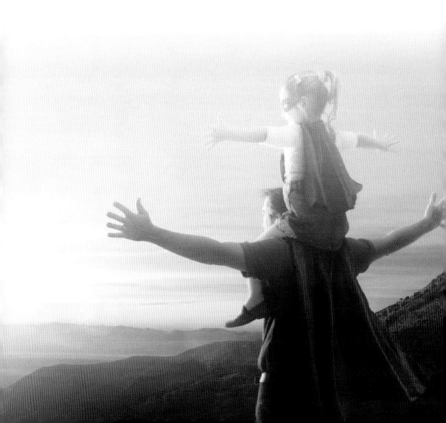

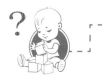

小儿鼾症术前必须做睡眠监测吗?

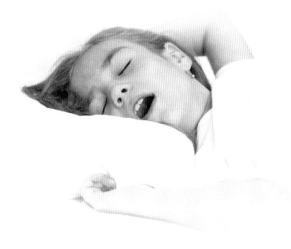

随着人们生活方式的转变,近年来阻塞性睡眠呼吸暂停低通气综合征(OSAHS)在儿童中的发病率呈明显上升趋势,其特征是睡眠状态中反复发生上气道完全或不完全阻塞,伴有间断的低氧血症或合并高碳酸血症、睡眠结构紊乱等。因此对 OSAHS 便捷灵敏的诊断和合理预后评价就显得尤为重要。

　　睡眠监测是同时记录、分析多项睡眠生理学指标，进行睡眠医学研究和睡眠疾病诊断的一种技术，通过监测，可以明确诊断是否存在阻塞性呼吸暂停低通气综合征，是诊断睡眠障碍疾病的金标准。该检查通过监测一整夜睡眠脑电、眼电、肌电，可以客观评价患儿睡眠质量，进行睡眠时间、睡眠效率及分期的监测，使患儿家属对患儿的睡眠质量有一个客观的评价和认识。同时，可以监测口鼻气流、血氧饱和度及鼾声，对睡眠呼吸紊乱的患儿进行分期、分级的检查。

　　由于儿童 OSAHS 长期的低氧血症等严重影响患儿的生长发育，应积极采取针对病因的全面治疗措施。睡眠监测对判断儿童 OSAHS 严重程度具有重要的临床意义，每个小儿鼾症术前都建议做睡眠监测，早日诊断早日治疗，提高患儿的生活质量。

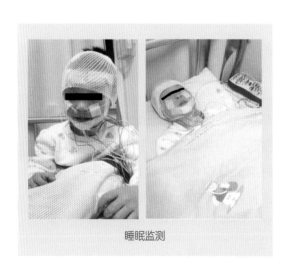

睡眠监测

孩子为什么要睡睡眠监测床？

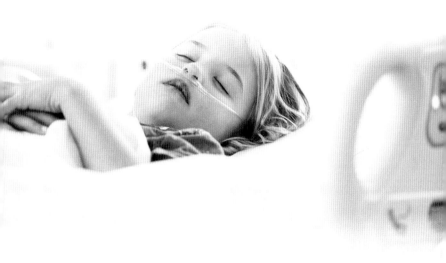

　　开展睡眠呼吸暂停综合征的诊疗工作,首先要有完善的睡眠呼吸监测设备,通过与患儿睡眠同步的长时间监测,才能确定患儿睡眠呼吸暂停综合征的类型。

　　床垫式睡眠监测系统通过特殊床垫中微动敏感压力传感器感知呼吸障碍引

起的压力变化、呼吸波变化和身体运动的变化；通过血氧心率探头监测血氧及心率的变化，从而实现对睡眠呼吸事件及睡眠状态的监测。不用贴电极，不用连线，更不用绑着胸带、腹带和传统的多导睡眠图主机及口鼻气流传感器，且在不用脑电图技术的情况下可获得与脑电图高度相关的睡眠结构和睡眠参数，以及心搏和呼吸信号，实现对睡眠、睡眠呼吸障碍、呼吸功能和心血管功能的无干扰监测，实现了在自然睡眠中无干扰的实时监测受检者的心率、呼吸率、呼吸波、心冲击图和体动信号等，这样一种睡眠监测方法大大降低被测者的负荷。

床垫式睡眠监测系统不会给患儿带来任何负担，在最大程度上还原了患儿的自然睡眠，使得监测结果更为真实。其压力传感器不会受到人为因素的干扰，使得监测结果更为准确。患有传染性疾病的患儿也可放心监测，可避免交叉感染。

这种全新的睡眠监测方式具有安全性、准确性及实用性，当孩子有睡眠障碍时，可使用睡眠监测床进行检测，为判断阻塞性睡眠呼吸暂停低通气综合征提供重要依据。

淋巴结肿大需要怎么治疗？

淋巴结肿大是较常见的儿童疾病，有时孩子并没有特别的不适，往往是家长在无意中摸到"小疙瘩"而发现。淋巴结是人体内重要的免疫器官，特别在一岁内的小儿发育较快，所以在正常宝宝的耳朵后面、脖子上、腋下或大腿根等浅表部位容易摸到"小疙瘩"——淋巴结。当摸到这些"小疙瘩"怎么办呢？首先要看看摸到的是一个还是多个？表面有红肿吗？大小和质地怎样？可

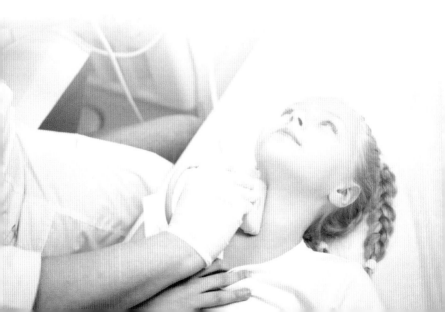

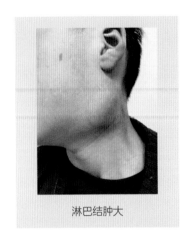

淋巴结肿大

不可以活动？触摸时孩子会哭闹喊疼吗？在正常情况下，淋巴结较小，多为单个，如是多个，它们之间的界限也很清楚，表面光滑，摸起来柔软并且可以滑动，而且既没有疼痛感，表面也无红肿。当摸到这样的"小疙瘩"时不必太担心，可以观察，如果没有继续肿大或变化就不需要治疗，更不要刻意去触碰和搓揉它们。

淋巴结内含有多种炎性反应细胞，当细菌、病毒或化学毒物进入人体内时，淋巴结内的细胞为了抵抗毒素对身体的损伤会反应性增生发生淋巴结肿大。只是身体某一部位的淋巴结肿大，预示着此处淋巴结周围有组织或器官"发炎"了，随着原发病灶疾病的控制，淋巴结会逐渐缩小恢复正常；而全身性淋巴结肿大就应该引起家长的重视，可能是由于全身感染所致，儿童较常见的有麻疹、水痘和传染性单核细胞增多症等传染病。如伴有持续性的淋巴结肿大或发热还有可能是免疫或血液系统疾病，应及早到医院就诊。

筷子把喉咙扎破了怎么办?

孩子吃饭时把筷子含在嘴里,容易发生意外把喉咙扎到,碰到这种情况,需立即取出筷子,不要再进食任何食物和水,立即到医院就诊。如果仅仅是口腔黏膜的擦伤,不需特殊处理,采用流质饮食即可。如果口腔黏膜有撕裂则需在医院进行清创缝合处理。口腔黏膜和喉咙的外伤容易引起黏膜水肿引发喉水肿甚至喉梗阻,影响孩子的呼吸,所以当孩子伴发呼吸困难时家长应该格外重视。

孩子用筷子把喉咙扎破的发生与不良的生活习惯有关,首先要杜绝嘴里含筷子的不良习惯,另外用筷子吃饭时不要边吃边说话,更不宜玩闹和碰撞。因此养成良好的进食习惯是杜绝意外发生的根本。

孩子口角歪斜是怎么回事？

孩子突然出现口角歪斜，还可能伴随单侧眼睑不能闭合、溢泪、鼻唇沟消失，不能抬眉、蹙额，不能鼓腮、皱鼻等，这其实都是面瘫的主要表现，面瘫即面神经麻痹。面神经的传导通路上的任何部位的病变（如感染、外伤、中毒、肿瘤等）导致面神经受损均可出现面神经麻痹。

面瘫分为中枢性和外周性，中枢性面瘫多与脑部病变有关，如脑外伤、脑炎、脑出血等；外周性面瘫多与耳部、颈面部疾病或病毒感染有关，如全身性感染、化脓性中耳炎、耳带状疱疹、外伤等。

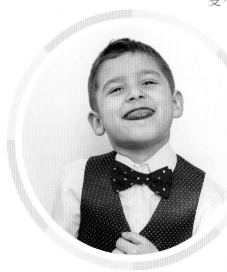

发现孩子口角歪斜时应及早就医，寻

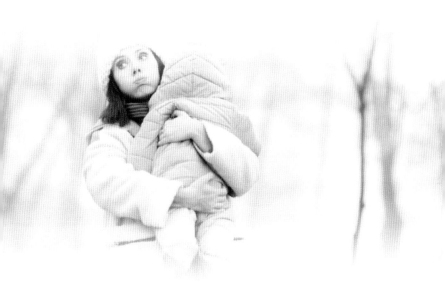

找发生面瘫的病因,根据病因采取相应的治疗办法。首先积极治疗原发病,同时可采用营养神经治疗,减轻面神经水肿,必要时还可以采用外科手术治疗。只要治疗及时得当,大部分的面瘫还是可以恢复的。

任何疾病重在预防,在孩子出现全身性感染疾病或头面部、颈部、耳部病变时要早期治疗,平时也要注意避免头面部受凉、寒冷等刺激,预防面瘫的发生。

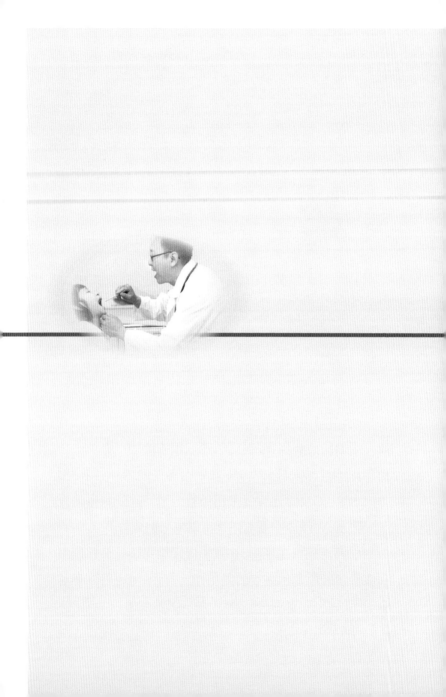

PART 3

住院患儿健康教育指导

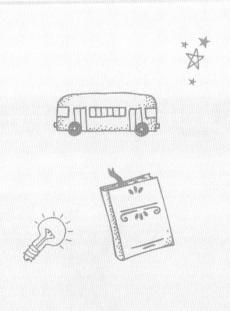

中耳炎需要手术治疗吗?
需要做哪种手术?

　　中耳炎是一类累及中耳的炎症性疾病,在儿童属于多发疾病,几乎每个儿童都会有得中耳炎的经历,但并不是每个患中耳炎的儿童都需要手术治疗。中耳炎可分为急性中耳炎与慢性中耳炎两大类。急性中耳炎临床常表现为耳区胀痛、耳内有闷胀感或堵塞感、听力下

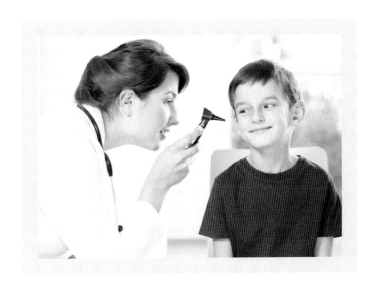

降及耳鸣,有时头位变动可觉听力改善。家长会发现孩子听话迟钝或注意力不集中,严重时可伴有发热、头痛、乏力、食欲减退等全身症状,一旦鼓膜穿孔,可见脓液从耳中流出,此时肿胀的症状反而减轻。常发生于感冒、扁桃体炎、急性传染病时。急性化脓性中耳炎若急性期未及时治疗或治疗不当,一旦转变为慢性中耳炎,不仅会导致听力下降,甚至会出现严重的并发症。急、慢性中耳炎的治疗是有所不同的,对于急性中耳炎,初期可试用药物治疗:羟甲唑啉滴鼻或使用糠酸莫米松喷鼻治疗,减轻鼻塞和水肿,辅助口服药物及使用滴剂促进中

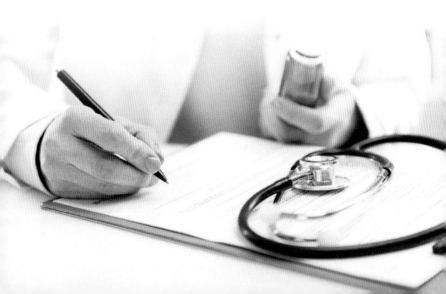

耳分泌物的吸收，定期行听力检查监测中耳积液排出情况，若病情反复，听力下降超过 1~3 个月无明显好转，此时由于鼓室内纤维性渗出物存留，有可能导致鼓室内发生粘连性

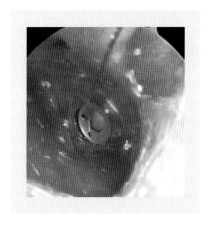

改变，造成永久性听觉障碍，因而应采取全麻下鼓膜切开，必要时放入通风管，既可以起到引流积液的作用，也可使鼓室压力和外界保持平衡。通风管通常要放置 6 个月或更长时间，如果期间自行脱出，则要去门诊就诊，若听力仍有下降，可能需要再次置管。6 个月时，在门诊使用异物钳取出即可，鼓膜上的小孔大多能在 1 个月内痊愈。慢性化脓性中耳炎，又分为单纯型、骨疡型(坏死型)、胆脂瘤型 3 种。胆脂瘤型中耳炎也叫危险性中耳炎，也就是说孩子若诊断为胆脂瘤型中耳炎，就需要行乳突根治手术，否则易发生颅内或颅外并发症，特别是颅内并发症，如耳源性脑膜炎、脑脓肿，有可能危及生命。

胆脂瘤是什么？需要手术吗？

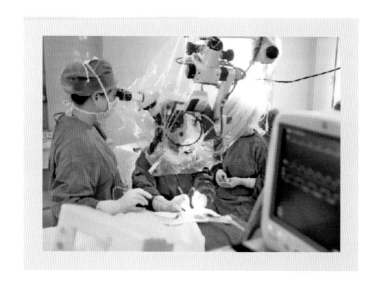

　　胆脂瘤是一种良性肿瘤,有相当一部分胆脂瘤型中耳炎患者是从慢性中耳炎发展而来,但有些患者特别是没有耳部流脓病史的儿童也可是先天性的,中耳乳突胆脂瘤就是中耳内脱落的上皮堆积所成,越积越大,不断地向四处扩张,进而造成邻近骨质破坏,不仅损害听力,还可能破坏周围神经造成面神经麻痹,如果向颅内扩

张,则会造成脑脓肿,危及生命,所以诊断为胆脂瘤型中耳炎的患者就必须及时进行治疗。术前可用抗生素药物作为辅助治疗暂时控制炎症,但其并不能去除内部胆脂瘤病灶。治疗胆脂瘤型中耳炎的手术方式多种多样,具体需要哪种术式,要根据病情,由经验丰富的耳科医师与患儿家属商议后决定。手术方式可分为5种类型,包括:开放术腔的鼓室乳突根治术,完璧式鼓室成形乳突根治术,保留骨桥的乳突根治术,重建外耳道的乳突根治术,中耳乳突内镜手术。

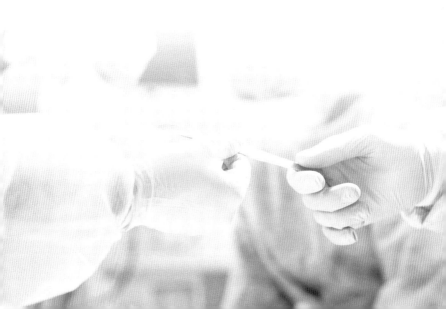

儿童会有鼻中隔偏曲吗？
需要手术吗？

鼻中隔是把鼻腔分成左右两部分的组织，它由骨、软骨和黏膜构成，鼻中隔向一侧或两侧弯曲，或鼻中隔一侧或两侧局部突起，引起鼻腔、鼻窦生理功能障碍并产生症状（如鼻塞、鼻出血、头痛等）者，称为鼻中隔偏曲。儿童期产生鼻中隔偏曲的原因有外伤、发育异常、鼻腔或鼻窦肿瘤以及遗传等。

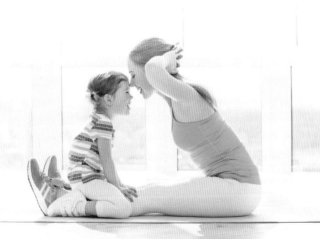

生长发育异常是本病的主要原因之一。鼻中隔在胚胎期由几块软骨组成,在发育生长和骨化过程中,若骨与软骨发育不均衡或骨与骨之间生长不均衡,则形成畸形或偏曲,在相互接缝处形成骨棘或嵴。其他常见的原因有

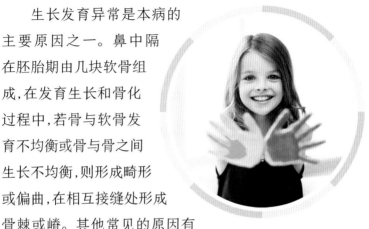

腺样体肥大、鼻外伤等。腺样体肥大的儿童由于长期张口呼吸,会导致硬腭高拱,缩短鼻腔顶部与鼻腔底部的距离,因而,这些儿童需要进行腺样体切除手术。儿童期的鼻外伤如果造成鼻中隔软骨脱位,甚至软骨骨折,就需要及时进行鼻中隔软骨的复位手术,否则就会遗留鼻中隔偏曲。目前,对于儿童期的鼻中隔矫正手术,还存在很多争议,传统观念认为这种手术在 18 岁以下的儿童是禁止或暂缓使用的,而随着鼻内镜技术的发展和完善,许多专家认为,对于未达到青春发育期的儿童的鼻阻塞和畸形也可安全地进行矫正性鼻部手术,但实施这样的手术与成人有所区别,即以解除鼻塞为主,不求尽善尽美。

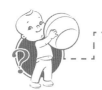

什么是腺样体肥大?
需要手术吗?

　　腺样体也叫咽扁桃体或增殖体,位于鼻咽部顶部与咽后壁处,表面呈桔瓣样,属于免疫系统中淋巴组织的一部分。腺样体和扁桃体一样,出生后随着年龄的增长而逐渐长大,2~6岁时为增殖旺盛的时期,10岁以后逐渐萎缩。腺样体肥大系腺样体因炎症的反复刺激而发生的病理性增生,从而引起鼻堵、张口呼吸的症状,尤以夜间加重,出现睡眠打鼾、张口呼吸,患儿常翻身,仰卧时更明显,严重时可出现呼吸暂停等。本病多见于儿童,常与慢性扁桃体炎、扁桃体肥大合并存在,主要危害包括容易形成"腺样体面容",易患气管炎,易造成儿童精神不振、反应迟钝,影响孩子生长发育等。所以,这类孩子不仅易患呼吸道感染,而且易患鸡胸、漏斗胸等胸廓畸形,甚至可能

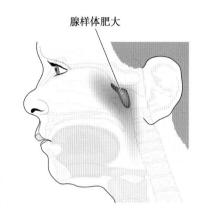

腺样体肥大

诱发肺源性心脏病。因此，儿童打鼾比成人有更大的危害，家长对此不能轻视，要早期发现，早期治疗，当孩子有听力不好或经常鼻塞、流鼻涕时，要想到可能不仅仅是耳朵或鼻子的病，还要检查是否有腺样体肥大。在日常生活中，家长应特别注意小孩感冒等情况。尤其是小孩在 2~10 岁期间，应加强预防，尽量避免小孩长期感冒，孩子感冒后如果还伴有听力不好、明显打鼾等症状，应去医院诊断及治疗。如保守治疗无效，就应尽早手术切除腺样体，此手术常同扁桃体切除术一并进行，如果扁桃体不大且很少发炎则可单独行腺样体切除。

孩子鼻子里是不是长了东西？
需要手术吗？

要想知道孩子鼻腔内是不是长了东西，就要先弄清楚鼻腔内都有什么正常结构。鼻腔是一个顶窄底宽的狭长腔隙，被鼻中隔分隔为左右两腔，每侧鼻腔包括鼻前庭及固有鼻腔两部分。鼻中隔因位置常偏向一侧，所以左、右鼻腔的大小和形态多不对称。鼻前

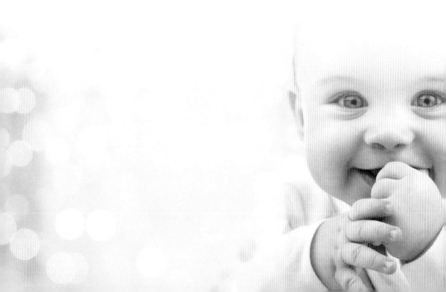

庭的皮肤富有皮脂腺和汗腺，并长有鼻毛，从前鼻孔向内观察，首先映入眼帘的是三个突向鼻腔的、自上而下呈阶梯状排列的上、中、下鼻甲，三个鼻甲的大小依次增大，其位置则依次前移。每一鼻甲均与鼻腔外侧壁之间形成腔隙，分别为上、中、下鼻道，下鼻甲为鼻甲中最大者，约与鼻底同长，当受到炎症的刺激时，会引起黏膜水肿，鼻腔阻塞，从前鼻孔观察时会误把下鼻甲当成肿物或者息肉。对于某些肥大的下鼻甲，使用鼻腔黏膜血管收缩剂及中西药物治疗效果欠佳。除药物治疗外，改善鼻通气的方法还有下鼻甲部分切除术，冷冻、微波、激光及鼻息肉切割器部分切除等，但上述方法对下鼻甲黏膜损伤较大，术后可出现疼痛、出血、结痂、干燥、鼻腔异味、感染、鼻腔粘连，不同程度地影响鼻腔的功能。现在医学观念认为对于鼻甲最好不要手术，它是鼻腔的调温器，如果损伤过大，对空气的冷暖感觉会丧失。

扁桃体术后有哪些注意事项？

很多孩子会因为扁桃体肥大或反复发炎做扁桃体切除手术。如果家长对于手术后护理常识有比较正确的认识，患儿就能较快地得以痊愈，恢复健康。扁桃体切除术后可能出现的问题及注意事项有哪些？首先是可能会出血，在手术后的 24 小时内，由于伤口尚未完全长好，有时会有一些渗出的血液混在口水中吐出，这是正常的现象。如果发现口中不断有血液吐出，说明伤口有出血现象，最简单的办法是冷敷：用冰块、冰袋或浸有冰水、冷水的毛巾、布块，贴敷在前额部和头颈两侧。

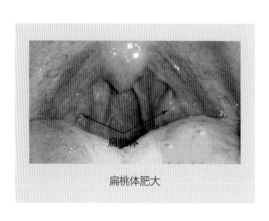

扁桃体

扁桃体肥大

如果口中血液吐个不停，量越来越多，那就得去医院作进一步止血处理。第二，应注意缓解疼痛，扁桃体手术后的一段时间内,会有不同程度的疼痛产生。
为帮助止痛,可以适当地含用冷
饮料,也可以采用冷敷法。第
三,应关注体温,手术后,由于
手术时的组织损伤和伤口处一
些渗出物的吸收,可能会出现不
同程度的发热现象,正常情况下体温

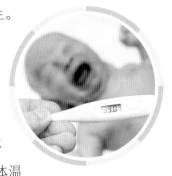

不会超过 38℃,如果体温超过 38℃,那么应在排除伤
口继发感染的可能性后,再考虑采取适当的降温措施。
第四,应及时漱口,手术后由于伤口处有一些渗出物,凝
结的血块和口腔残留物,使口中不时有腥臭味呼出,尤
其是在伤口发生感染后,口臭更为严重。可以让孩子在
手术后及时用一些含漱液漱口,这样对伤口的清洁、消
炎都有一定帮助。第五就是合理膳食,扁桃体切除术的
伤口在口腔,由于疼痛,患儿常常不愿吃或者不肯吃东
西,这对伤口的恢复是不利的。一般来说,手术后 4~6
小时,患儿可以吃一些温凉流食,如牛奶、豆浆、麦乳精、
营养汤、藕粉、雪糕、冰砖等。术后第 2 天可以吃一些半
流食,如稀饭、烂面条、面包等。在 1 周后,可以吃软饭、
馒头,但切忌吃有鱼刺、肉骨的食品,以免在咀嚼吞咽过
程中损伤扁桃体伤口,引起出血。

怀疑有鸡骨头卡到喉咙里该怎么办?

这种情况属于咽喉异物,是耳鼻喉科门诊、急诊常见疾病之一。异物种类很多,包括动物骨骼以及其他异物。此病如果诊断明确,处理得当,一般不会导致严重后果。但如果异物种类较为特殊,症状不典型,或者异物由咽喉部进入气管内或者食管内,或者继发感染,常常会导致比较严重的并发症,个别病例甚至会危及生命,因此对于咽喉部异物要做到"早诊断、早处理"。切忌胡乱吞咽馒头、饭团或者饮用食醋,这些措施不仅不能解决问题,还可能会进一步加重病情。儿童咽喉异物最易停留的部位是扁桃体,其次为会厌谷,其初期往往有刺痛症状。用压舌板压住舌体观察扁桃体即可发现异物,使用枪状镊就可将其取出,若体格检查时未发现异物,可能为黏膜擦伤所致。一般异物擦伤黏膜所致疼痛,在 24 小时后可逐渐缓解。但如果是持续性的吞咽疼痛,即使体格检查未发现异物,也应该继续严密观察或者应用电子纤维喉镜等检查明确有无异物,当异物位于会厌谷、舌根或是梨状窝,一般可先用利多卡因做表面麻醉,待患儿咽反射减弱或者消失后,可以在纤维喉镜的引导下,使用异物钳将异物取出。当疼痛部位在颈根部或者胸骨后时,要警惕异物可能已经卡在食管内,需要通过食管造影或者全麻下食管镜检查才可明确诊断和治疗。

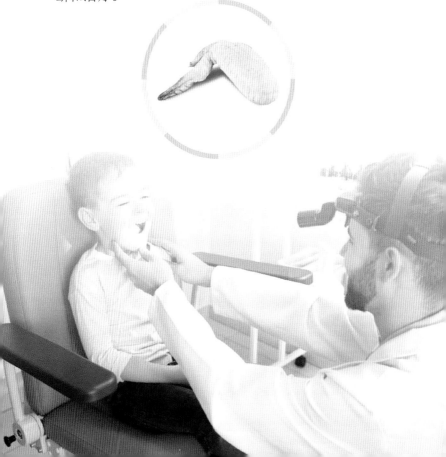

孩子脖子上有个小孔是什么？
需要手术吗？

有的家长发现孩子脖子上有个小孔，不明白是怎么回事。这是一种叫鳃裂瘘的疾病，它属于先天发育异常性疾病，是胚胎发育过程中鳃囊与鳃沟相通或鳃沟不消失而生成，鳃裂瘘管的外瘘口及全程位于颈部，按照瘘口的位置可分为第一、第二、第三、第四鳃裂瘘。以第二鳃弓来源较多，第一鳃弓来源的相对少一些，但不是罕见疾病，第一鳃裂瘘管主要表现为耳内流脓，下颌角后下方有

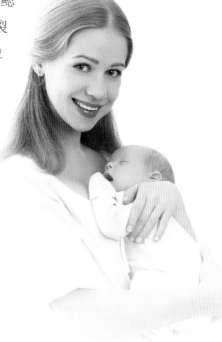

包块,压之耳内分泌物增多,继发感染可出现疼痛、发热等症状。第二、三、四鳃裂瘘管在胸锁乳突肌前缘有瘘口,有时瘘口细如针尖或仅有一小凹陷,常有少许分

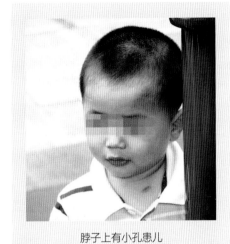

脖子上有小孔患儿

泌物。患者常觉口内有臭味。对于这种疾病需要注意保持局部清洁,提高孩子的抵抗力,手术切除是唯一的根治方式。手术的关键点在于找到瘘管的走行方向,也就是找到瘘口的源头后将其尽量完整切除。主要的手术风险是术后复发和面神经损伤。

切除扁桃体会不会影响
孩子的免疫功能?

扁桃体是构成咽淋巴环的主要淋巴器官之一,具有细胞免疫和体液免疫的功能。扁桃体在儿童期特别是对 4 岁以下的幼儿是重要的免疫器官,幼儿需要免疫活性淋巴样组织来维持正常的免疫状态,扁桃体参与正常的免疫发育过程,因此,扁桃体对儿童具有保护作用,而随着孩子年龄的增长,免疫功能日趋完善,对感染的抵抗力也会增强,在较大儿童及成年人,扁桃体的免疫功能逐渐被其他免疫器官所替代,在扁桃体切除后,其他淋巴器官会迅速地代偿增生,弥补失去的这两个器官的作用,所以较大儿童及成年人在切除扁桃体后免疫功能的变化并不会大。

全麻手术会影响孩子的智力吗?

　　许多家长担心全身麻醉会对孩子的大脑产生负面影响,会影响智力、记忆力等,其实这种担心是不必要的。虽然任何医疗操作都有风险性,但是全身麻醉的风险很低,而七氟醚这种起效快、苏醒也快的吸入式麻醉风险就更低。全麻对大脑产生的影响也是短时间的,当麻醉结束药物迅速排出体外后,大脑的功能就会完全恢复正常。其实,真正影响大脑功能的并不是麻醉,而是直接取决于是否发生了脑缺氧。因为大脑对氧气是非常敏感的。不过,家长们不用担心,在整个全麻过程中,宝宝会得到充足的氧气供应,而且有全程的血氧饱和度监测和现代化高科技的生命监测仪的看护,医师能随时了解到孩子体内氧气含量和其他生命指标的变化,确保不会出现缺氧。所以说,全身麻醉是非常安全的。

什么是喉乳头状瘤？
为什么要反复手术？

喉乳头状瘤是喉部的一种良性肿瘤，但其具有多发、易复发等特征。幼儿型喉乳头状瘤与人乳头瘤病毒感染及慢性刺激有关，青春期后有自行停止生长的趋势。这种疾病临床较常见，可发生于任何年龄的儿童，多集中于4岁以内，最小发病年龄为1日龄。最常见的症

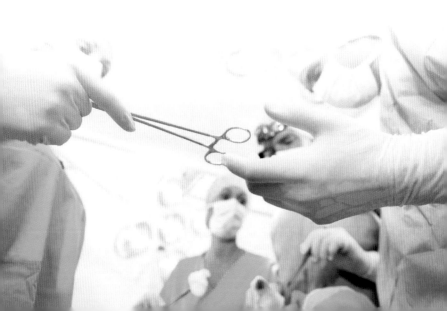

状是进行性声嘶，肿瘤较大时可出现喉喘鸣甚至失声，严重者会导致呼吸困难。喉镜检查可见广基多发或单发淡红或暗红色、表面不平、

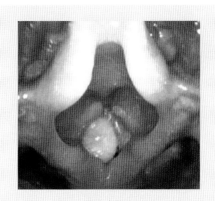

喉乳头状瘤

呈菜花或乳头状的肿瘤。小儿喉乳头瘤一直是一个治疗极为困难的疾病，尽管其本质上是一种良性病变，但其所处位置特殊，扩散后甚至有危及生命的可能，而且切除后极易复发。目前为止未找到一种方法能有效控制或消除人乳头瘤病毒，治疗方式多采取外科手术治疗辅以药物治疗。一般均需多次手术才可以治愈。对于难于处理的呼吸困难，或是短期内多次复发的患儿，气管切开仍是重要的治疗手段之一。无论何种手术技术，都有可能无法完全切除瘤体组织，有时要允许少量的病变组织残留。

什么是先天性耳前瘘管？
一定要手术治疗吗？

先天性耳前瘘管是临床常见的先天性外耳疾病，民间俗称"米仓、仓屯"。为第一、二鳃弓的耳郭原基在发育过程中融合不全的遗迹，遗传特征为常染色体显性遗传。瘘口常位于耳轮脚前，开口可能很小，瘘管可具分支，管壁衬以复层鳞状上皮。管腔内有脱落的上皮及角化物。发生感染时可排出具有臭味的分泌物。若反复感染可形成囊肿或脓肿。瘘管的分支除个别深达鼓沟或向后达乳窦表面外，一般均较短。先天性耳前瘘管分为单纯型、感染型和分泌型。一般无症状。按压时可有少许稀薄黏液或乳白色皮脂样

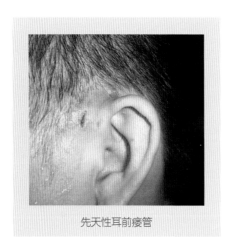

先天性耳前瘘管

物自瘘口溢出,局部可有痒
感。其中单纯型终生不发生
感染,可不必手术。反复发
生感染的患儿,宜行手术切
除,在选择手术时机上,存
在感染的患儿,需在控制
急性炎症后再行瘘管切除
术,而有脓肿形成者,可先
将脓肿切开引流,在急性
炎症消退后再行瘘管切除
术。儿童的瘘管切除手术需

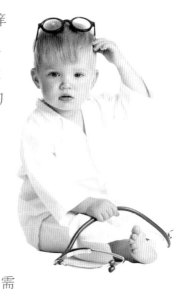

在全麻下进行,医师会在术前用钝头针向瘘管内注入亚
甲蓝或甲紫液作为标志,以便引导瘘管的走向,手术时
在瘘口处作梭形切口,顺耳轮脚方向延长,沿瘘管走行
方向分离,直至显露各分支的末端。瘘管全部摘除后,
用盐水冲洗术腔,然后缝合皮下组织和皮肤。如术腔较
深,可放置橡皮引流条,然后纱布覆盖伤口,加压包扎。
如局部皮肤破溃,肉芽组织形成,可用刮匙将其刮除,如
果皮肤缺损不多可将周围皮肤松解后缝合,如果皮肤缺
损较多松解后缝合较困难者,可用凡士林纱布将创面覆
盖,待其自行修复或进行二期植皮手术。

人工耳蜗是什么?
手术什么时候做更好?

　　人工耳蜗,简单来说就是一种部分置入人体内的助听装置,它是一种电子装置,由体外言语处理器将声音转换为一定编码形式的电信号,通过植入体内的电极系统直接兴奋听神经来恢复或重建聋人的听觉功能。近年来,随着电子技术、计算机技术、语音学、电生理学、材料学、耳显微外科学的发展,人工耳蜗已经从实验研究进入临床应用。现在全世界已把人工耳蜗作为治疗重度聋至全聋的常规方法。它的治疗范围包括:病因不明、先天性、遗传性、药物性听力损失或脑膜炎后重度、极重度听力损失,病变部位定位于耳蜗的患者都可以

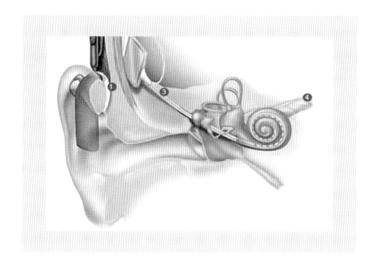

选择人工耳蜗植入术,对于先天性耳聋的孩子,它的最佳放置年龄为 12 个月~5 岁,受到脑听觉、言语可塑性的限制,应该尽早植入人工耳蜗。如果家长发现孩子有新近发生的听力下降,需要观察至少 3 个月以上,听力无明显变化时再考虑人工耳蜗植入。大于 5 岁的儿童或青少年已有一定的听力语言基础,实施这种手术的孩子,一般要求其达到正常的心理、智力发育水平,同时其家庭及本人对人工耳蜗有正确的认识和适当的期望,毕竟人工耳蜗并不等于真正的"耳蜗",接受手术治疗的家庭还需要有进行语言康复训练的条件,以便保证孩子的语言发育接近正常儿童。

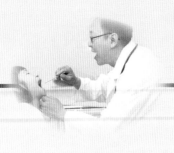

阅读笔记